EVERY
WORKOUT
IS PROGRESS

FITNESS
TAGEBUCH
— VON —

NAME ________________________________

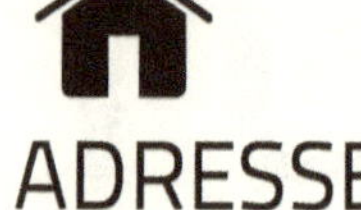

ADRESSE ________________________________

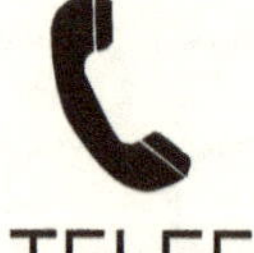

TELEFON ________________________________

E-MAIL ________________________________

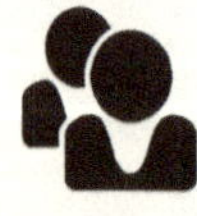

STUDIO ________________________________

▉▉ FORTSCHRITTE ▉▉

UMFANG IN CM

	WOCHE 1	WOCHE 2	WOCHE 3	WOCHE 4	WOCHE 5	WOCHE 6	WOCHE 7	WOCHE 8	WOCHE 9	WOCHE 10	WOCHE 11	WOCHE 12
HALS												
BRUST												
TAILLE												
HÜFTE												
BIZEPS												
PO												
BEINE												

GEWICHT IN KG

WOCHE 1 WOCHE 2 WOCHE 3 WOCHE 4 WOCHE 5 WOCHE 6 WOCHE 7 WOCHE 8 WOCHE 9 WOCHE 10 WOCHE 11 WOCHE 12

WORKOUT MOTIVATION

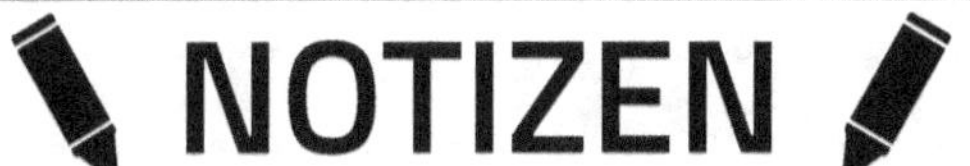
NOTIZEN

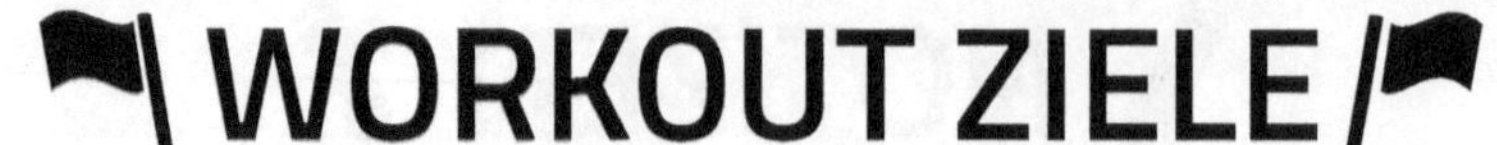 WORKOUT ZIELE

WOCHE 1

WOCHE 2

WOCHE 3

WOCHE 4

WOCHE 5

WOCHE 6

WOCHE 7

WOCHE 8

WOCHE 9

WOCHE 10

WOCHE 11

WOCHE 12

WOCHE 1

📅 Datum ________________ 🕐 Uhrzeit______ bis______

(Mo) (Di) (Mi) (Do) (Fr) (Sa) (So)   Motivation ☐☐☐☐

⌐ KRAFTTRAINING ¬

Übung	Satz 1	Satz 2	Satz 3	Satz 4	Satz 5

⌐ AUSDAUERTRAINING ¬

⌐ FRÜHSTÜCK ¬

Fett   Eiweiß   Kohlenhydrate   Kcal

⌐ MITTAGESSEN ¬

Fett   Eiweiß   Kohlenhydrate   Kcal

⌐ ABENDESSEN ¬

Fett   Eiweiß   Kohlenhydrate   Kcal

⌐ SNACKS ¬

Fett   Eiweiß   Kohlenhydrate   Kcal

WASSER

☐☐☐☐☐☐☐☐☐

⌐ NOTIZEN ¬

BEWERTUNG

☆☆☆☆☆

WOCHE 1

Datum _______________ **Uhrzeit** _______ bis _______

(Mo) (Di) (Mi) (Do) (Fr) (Sa) (So) **Motivation**

KRAFTTRAINING

Übung	Satz 1	Satz 2	Satz 3	Satz 4	Satz 5

AUSDAUERTRAINING

FRÜHSTÜCK

Fett   Eiweiß   Kohlenhydrate   Kcal

MITTAGESSEN

Fett   Eiweiß   Kohlenhydrate   Kcal

ABENDESSEN

Fett   Eiweiß   Kohlenhydrate   Kcal

SNACKS

Fett   Eiweiß   Kohlenhydrate   Kcal

WASSER

NOTIZEN

BEWERTUNG
☆☆☆☆☆

WOCHE 1

Datum _________________ **Uhrzeit** ______ **bis** ______

(Mo) (Di) (Mi) (Do) (Fr) (Sa) (So)   Motivation

KRAFTTRAINING

Übung	Satz 1	Satz 2	Satz 3	Satz 4	Satz 5

AUSDAUERTRAINING

FRÜHSTÜCK

Fett · Eiweiß · Kohlenhydrate · Kcal

MITTAGESSEN

Fett · Eiweiß · Kohlenhydrate · Kcal

ABENDESSEN

Fett · Eiweiß · Kohlenhydrate · Kcal

SNACKS

Fett · Eiweiß · Kohlenhydrate · Kcal

WASSER

NOTIZEN

BEWERTUNG

☆ ☆ ☆ ☆ ☆

WOCHE 1

Datum _________________ **Uhrzeit** _______ **bis** _______

(Mo) (Di) (Mi) (Do) (Fr) (Sa) (So)   **Motivation**

KRAFTTRAINING

Übung	Satz 1	Satz 2	Satz 3	Satz 4	Satz 5

AUSDAUERTRAINING

FRÜHSTÜCK

Fett   Eiweiß   Kohlenhydrate   Kcal

MITTAGESSEN

Fett   Eiweiß   Kohlenhydrate   Kcal

ABENDESSEN

Fett   Eiweiß   Kohlenhydrate   Kcal

SNACKS

Fett   Eiweiß   Kohlenhydrate   Kcal

WASSER

NOTIZEN

BEWERTUNG

☆ ☆ ☆ ☆ ☆

WOCHE 1

📅 Datum _______________ 🕐 Uhrzeit _______ bis _______

(Mo) (Di) (Mi) (Do) (Fr) (Sa) (So)   Motivation ▭▭▭▭

KRAFTTRAINING

Übung	Satz 1	Satz 2	Satz 3	Satz 4	Satz 5

AUSDAUERTRAINING

FRÜHSTÜCK

Fett   Eiweiß   Kohlenhydrate   Kcal

MITTAGESSEN

Fett   Eiweiß   Kohlenhydrate   Kcal

ABENDESSEN

Fett   Eiweiß   Kohlenhydrate   Kcal

SNACKS

Fett   Eiweiß   Kohlenhydrate   Kcal

WASSER

▭ ▭ ▭ ▭ ▭ ▭ ▭ ▭ ▭

NOTIZEN

BEWERTUNG

☆ ☆ ☆ ☆ ☆

WOCHE 1

📅 Datum _________________ 🕐 Uhrzeit _______ bis _______

(Mo) (Di) (Mi) (Do) (Fr) (Sa) (So)   Motivation ▭▭▭▭

KRAFTTRAINING

Übung	Satz 1	Satz 2	Satz 3	Satz 4	Satz 5

AUSDAUERTRAINING

FRÜHSTÜCK

Fett   Eiweiß   Kohlenhydrate   Kcal

MITTAGESSEN

Fett   Eiweiß   Kohlenhydrate   Kcal

ABENDESSEN

Fett   Eiweiß   Kohlenhydrate   Kcal

SNACKS

Fett   Eiweiß   Kohlenhydrate   Kcal

WASSER

▯ ▯ ▯ ▯ ▯ ▯ ▯ ▯ ▯ ▯

NOTIZEN

BEWERTUNG

☆ ☆ ☆ ☆ ☆

WOCHE 1

📅 Datum _________________ 🕐 Uhrzeit _______ bis _______

(Mo) (Di) (Mi) (Do) (Fr) (Sa) (So)　　Motivation ▢▢▢▢

— KRAFTTRAINING —

Übung	Satz 1	Satz 2	Satz 3	Satz 4	Satz 5

— AUSDAUERTRAINING —

— FRÜHSTÜCK —

Fett　　Eiweiß　　Kohlenhydrate　　Kcal

— MITTAGESSEN —

Fett　　Eiweiß　　Kohlenhydrate　　Kcal

— ABENDESSEN —

Fett　　Eiweiß　　Kohlenhydrate　　Kcal

— SNACKS —

Fett　　Eiweiß　　Kohlenhydrate　　Kcal

WASSER

▢▢▢▢▢▢▢▢▢▢

— NOTIZEN —

BEWERTUNG

☆☆☆☆☆

NOTIZEN

WOCHE 2

Datum ________________ **Uhrzeit** ______ **bis** ______

(Mo) (Di) (Mi) (Do) (Fr) (Sa) (So)   **Motivation** [| | |]

KRAFTTRAINING

Übung	Satz 1	Satz 2	Satz 3	Satz 4	Satz 5

AUSDAUERTRAINING

FRÜHSTÜCK

Fett   Eiweiß   Kohlenhydrate   Kcal

MITTAGESSEN

Fett   Eiweiß   Kohlenhydrate   Kcal

ABENDESSEN

Fett   Eiweiß   Kohlenhydrate   Kcal

SNACKS

Fett   Eiweiß   Kohlenhydrate   Kcal

WASSER

☐ ☐ ☐ ☐ ☐ ☐ ☐ ☐ ☐

NOTIZEN

BEWERTUNG

☆ ☆ ☆ ☆ ☆

WOCHE 2

Datum _______________ **Uhrzeit** _______ bis _______

(Mo) (Di) (Mi) (Do) (Fr) (Sa) (So)   Motivation

KRAFTTRAINING

Übung	Satz 1	Satz 2	Satz 3	Satz 4	Satz 5

AUSDAUERTRAINING

FRÜHSTÜCK

Fett   Eiweiß   Kohlenhydrate   Kcal

MITTAGESSEN

Fett   Eiweiß   Kohlenhydrate   Kcal

ABENDESSEN

Fett   Eiweiß   Kohlenhydrate   Kcal

SNACKS

Fett   Eiweiß   Kohlenhydrate   Kcal

WASSER

NOTIZEN

BEWERTUNG

☆ ☆ ☆ ☆ ☆

WOCHE 2

Datum _______________ **Uhrzeit** _______ **bis** _______

(Mo)(Di)(Mi)(Do)(Fr)(Sa)(So) **Motivation** [___|___|___]

KRAFTTRAINING

Übung	Satz 1	Satz 2	Satz 3	Satz 4	Satz 5

AUSDAUERTRAINING

FRÜHSTÜCK

Fett   Eiweiß   Kohlenhydrate   Kcal

MITTAGESSEN

Fett   Eiweiß   Kohlenhydrate   Kcal

ABENDESSEN

Fett   Eiweiß   Kohlenhydrate   Kcal

SNACKS

Fett   Eiweiß   Kohlenhydrate   Kcal

WASSER

NOTIZEN

BEWERTUNG

☆ ☆ ☆ ☆ ☆

WOCHE 2

📅 Datum _________________ 🕐 Uhrzeit _______ bis _______

(Mo) (Di) (Mi) (Do) (Fr) (Sa) (So)   Motivation ⬚⬚⬚

KRAFTTRAINING

Übung	Satz 1	Satz 2	Satz 3	Satz 4	Satz 5
....	....	....	....	....	....
....	....	....	....	....	....
....	....	....	....	....	....
....	....	....	....	....	....
....	....	....	....	....	....
....	....	....	....	....	....
....	....	....	....	....	....
....	....	....	....	....	....
....	....	....	....	....	....
....	....	....	....	....	....

AUSDAUERTRAINING

FRÜHSTÜCK

Fett   Eiweiß   Kohlenhydrate   Kcal

MITTAGESSEN

Fett   Eiweiß   Kohlenhydrate   Kcal

ABENDESSEN

Fett   Eiweiß   Kohlenhydrate   Kcal

SNACKS

Fett   Eiweiß   Kohlenhydrate   Kcal

WASSER

☐ ☐ ☐ ☐ ☐ ☐ ☐ ☐ ☐

NOTIZEN

BEWERTUNG

☆ ☆ ☆ ☆ ☆

WOCHE 2

📅 Datum _______________ 🕐 Uhrzeit______ bis______

(Mo) (Di) (Mi) (Do) (Fr) (Sa) (So)   Motivation ▭▭▭▭

KRAFTTRAINING

Übung	Satz 1	Satz 2	Satz 3	Satz 4	Satz 5

AUSDAUERTRAINING

FRÜHSTÜCK

Fett   Eiweiß   Kohlenhydrate   Kcal

MITTAGESSEN

Fett   Eiweiß   Kohlenhydrate   Kcal

ABENDESSEN

Fett   Eiweiß   Kohlenhydrate   Kcal

SNACKS

Fett   Eiweiß   Kohlenhydrate   Kcal

WASSER

NOTIZEN

BEWERTUNG

☆ ☆ ☆ ☆ ☆

WOCHE 2

Datum _________________ Uhrzeit _______ bis _______

(Mo) (Di) (Mi) (Do) (Fr) (Sa) (So)   Motivation

KRAFTTRAINING

Übung	Satz 1	Satz 2	Satz 3	Satz 4	Satz 5

AUSDAUERTRAINING

FRÜHSTÜCK

Fett   Eiweiß   Kohlenhydrate   Kcal

MITTAGESSEN

Fett   Eiweiß   Kohlenhydrate   Kcal

ABENDESSEN

Fett   Eiweiß   Kohlenhydrate   Kcal

SNACKS

Fett   Eiweiß   Kohlenhydrate   Kcal

WASSER

NOTIZEN

BEWERTUNG

☆ ☆ ☆ ☆ ☆

WOCHE 2

📅 Datum _________________ 🕐 Uhrzeit________ bis________

(Mo) (Di) (Mi) (Do) (Fr) (Sa) (So)   Motivation [| | |]

KRAFTTRAINING

Übung	Satz 1	Satz 2	Satz 3	Satz 4	Satz 5

AUSDAUERTRAINING

FRÜHSTÜCK

Fett   Eiweiß   Kohlenhydrate   Kcal

MITTAGESSEN

Fett   Eiweiß   Kohlenhydrate   Kcal

ABENDESSEN

Fett   Eiweiß   Kohlenhydrate   Kcal

SNACKS

Fett   Eiweiß   Kohlenhydrate   Kcal

WASSER

☐ ☐ ☐ ☐ ☐ ☐ ☐ ☐ ☐

NOTIZEN

BEWERTUNG

☆ ☆ ☆ ☆ ☆

NOTIZEN

WOCHE 3

📅 Datum _________________ 🕐 Uhrzeit______ bis______

(Mo)(Di)(Mi)(Do)(Fr)(Sa)(So)   Motivation ⬚⬚⬚⬚

KRAFTTRAINING

Übung	Satz 1	Satz 2	Satz 3	Satz 4	Satz 5

AUSDAUERTRAINING

FRÜHSTÜCK

Fett   Eiweiß   Kohlenhydrate   Kcal

MITTAGESSEN

Fett   Eiweiß   Kohlenhydrate   Kcal

ABENDESSEN

Fett   Eiweiß   Kohlenhydrate   Kcal

SNACKS

Fett   Eiweiß   Kohlenhydrate   Kcal

WASSER

☐ ☐ ☐ ☐ ☐ ☐ ☐ ☐ ☐

NOTIZEN

BEWERTUNG

☆ ☆ ☆ ☆ ☆

WOCHE 3

📅 Datum _________________ 🕐 Uhrzeit_______ bis_______

(Mo) (Di) (Mi) (Do) (Fr) (Sa) (So)   Motivation ▭▭▭▭

KRAFTTRAINING

Übung	Satz 1	Satz 2	Satz 3	Satz 4	Satz 5

AUSDAUERTRAINING

FRÜHSTÜCK

Fett   Eiweiß   Kohlenhydrate   Kcal

MITTAGESSEN

Fett   Eiweiß   Kohlenhydrate   Kcal

ABENDESSEN

Fett   Eiweiß   Kohlenhydrate   Kcal

SNACKS

Fett   Eiweiß   Kohlenhydrate   Kcal

WASSER

▯ ▯ ▯ ▯ ▯ ▯ ▯ ▯ ▯

NOTIZEN

BEWERTUNG

☆ ☆ ☆ ☆ ☆

WOCHE 3

📅 Datum _________________ 🕐 Uhrzeit ________ bis ________

(Mo) (Di) (Mi) (Do) (Fr) (Sa) (So)   Motivation [| | |]

KRAFTTRAINING

Übung	Satz 1	Satz 2	Satz 3	Satz 4	Satz 5

AUSDAUERTRAINING

FRÜHSTÜCK

Fett　　Eiweiß　　Kohlenhydrate　　Kcal

MITTAGESSEN

Fett　　Eiweiß　　Kohlenhydrate　　Kcal

ABENDESSEN

Fett　　Eiweiß　　Kohlenhydrate　　Kcal

SNACKS

Fett　　Eiweiß　　Kohlenhydrate　　Kcal

WASSER

NOTIZEN

BEWERTUNG

☆☆☆☆☆

WOCHE 3

Datum _______________ **Uhrzeit** _______ bis _______

(Mo) (Di) (Mi) (Do) (Fr) (Sa) (So)   Motivation ▭▭▭▭

KRAFTTRAINING

Übung	Satz 1	Satz 2	Satz 3	Satz 4	Satz 5

AUSDAUERTRAINING

FRÜHSTÜCK

Fett   Eiweiß   Kohlenhydrate   Kcal

MITTAGESSEN

Fett   Eiweiß   Kohlenhydrate   Kcal

ABENDESSEN

Fett   Eiweiß   Kohlenhydrate   Kcal

SNACKS

Fett   Eiweiß   Kohlenhydrate   Kcal

WASSER

NOTIZEN

BEWERTUNG

☆ ☆ ☆ ☆ ☆

WOCHE 3

Datum _______________________ **Uhrzeit** _______ bis _______

(Mo)(Di)(Mi)(Do)(Fr)(Sa)(So) Motivation [| | |]

KRAFTTRAINING

Übung	Satz 1	Satz 2	Satz 3	Satz 4	Satz 5

AUSDAUERTRAINING

FRÜHSTÜCK

Fett   Eiweiß   Kohlenhydrate   Kcal

MITTAGESSEN

Fett   Eiweiß   Kohlenhydrate   Kcal

ABENDESSEN

Fett   Eiweiß   Kohlenhydrate   Kcal

SNACKS

Fett   Eiweiß   Kohlenhydrate   Kcal

WASSER

☐ ☐ ☐ ☐ ☐ ☐ ☐ ☐ ☐

NOTIZEN

BEWERTUNG

☆ ☆ ☆ ☆ ☆

WOCHE 3

Datum _________________ **Uhrzeit** _______ **bis** _______

(Mo) (Di) (Mi) (Do) (Fr) (Sa) (So)

Motivation [   ]

KRAFTTRAINING

Übung	Satz 1	Satz 2	Satz 3	Satz 4	Satz 5

AUSDAUERTRAINING

FRÜHSTÜCK

Fett   Eiweiß   Kohlenhydrate   Kcal

MITTAGESSEN

Fett   Eiweiß   Kohlenhydrate   Kcal

ABENDESSEN

Fett   Eiweiß   Kohlenhydrate   Kcal

SNACKS

Fett   Eiweiß   Kohlenhydrate   Kcal

WASSER

NOTIZEN

BEWERTUNG

☆ ☆ ☆ ☆ ☆

WOCHE 3

📅 Datum _________________ 🕐 Uhrzeit ______ bis ______

(Mo)(Di)(Mi)(Do)(Fr)(Sa)(So) Motivation ▭▭▭▭

┌ KRAFTTRAINING

Übung	Satz 1	Satz 2	Satz 3	Satz 4	Satz 5
......	......	......	......	......	......
......	......	......	......	......	......
......	......	......	......	......	......
......	......	......	......	......	......
......	......	......	......	......	......
......	......	......	......	......	......
......	......	......	......	......	......
......	......	......	......	......	......
......	......	......	......	......	......
......	......	......	......	......	......

┌ AUSDAUERTRAINING

┌ FRÜHSTÜCK

Fett   Eiweiß   Kohlenhydrate   Kcal

┌ MITTAGESSEN

Fett   Eiweiß   Kohlenhydrate   Kcal

┌ ABENDESSEN

Fett   Eiweiß   Kohlenhydrate   Kcal

┌ SNACKS

Fett   Eiweiß   Kohlenhydrate   Kcal

WASSER

▯ ▯ ▯ ▯ ▯ ▯ ▯ ▯ ▯

┌ NOTIZEN

BEWERTUNG

☆ ☆ ☆ ☆ ☆

NOTIZEN

WOCHE 4

📅 Datum _________________ 🕐 Uhrzeit________ bis________

(Mo) (Di) (Mi) (Do) (Fr) (Sa) (So)   Motivation [| | |]

KRAFTTRAINING

Übung	Satz 1	Satz 2	Satz 3	Satz 4	Satz 5

AUSDAUERTRAINING

FRÜHSTÜCK

Fett   Eiweiß   Kohlenhydrate   Kcal

MITTAGESSEN

Fett   Eiweiß   Kohlenhydrate   Kcal

ABENDESSEN

Fett   Eiweiß   Kohlenhydrate   Kcal

SNACKS

Fett   Eiweiß   Kohlenhydrate   Kcal

WASSER

NOTIZEN

BEWERTUNG

☆ ☆ ☆ ☆ ☆

WOCHE 4

Datum __________________ **Uhrzeit** __________ bis __________

(Mo) (Di) (Mi) (Do) (Fr) (Sa) (So)   **Motivation** ☐☐☐

KRAFTTRAINING

Übung	Satz 1	Satz 2	Satz 3	Satz 4	Satz 5

AUSDAUERTRAINING

FRÜHSTÜCK

Fett Eiweiß Kohlenhydrate Kcal

MITTAGESSEN

Fett Eiweiß Kohlenhydrate Kcal

ABENDESSEN

Fett Eiweiß Kohlenhydrate Kcal

SNACKS

Fett Eiweiß Kohlenhydrate Kcal

WASSER

☐ ☐ ☐ ☐ ☐ ☐ ☐ ☐ ☐ ☐

NOTIZEN

BEWERTUNG

☆ ☆ ☆ ☆ ☆

WOCHE 4

Datum _________________ **Uhrzeit**_______ **bis**_______

(Mo) (Di) (Mi) (Do) (Fr) (Sa) (So)   **Motivation** ⬜⬜⬜

KRAFTTRAINING

Übung	Satz 1	Satz 2	Satz 3	Satz 4	Satz 5

AUSDAUERTRAINING

FRÜHSTÜCK

Fett   Eiweiß   Kohlenhydrate   Kcal

MITTAGESSEN

Fett   Eiweiß   Kohlenhydrate   Kcal

ABENDESSEN

Fett   Eiweiß   Kohlenhydrate   Kcal

SNACKS

Fett   Eiweiß   Kohlenhydrate   Kcal

WASSER

⬜⬜⬜⬜⬜⬜⬜⬜

NOTIZEN

BEWERTUNG

☆☆☆☆☆

WOCHE 4

Datum ______________________ **Uhrzeit** _______ bis _______

(Mo) (Di) (Mi) (Do) (Fr) (Sa) (So) Motivation [| | |]

KRAFTTRAINING

Übung	Satz 1	Satz 2	Satz 3	Satz 4	Satz 5

AUSDAUERTRAINING

FRÜHSTÜCK

Fett   Eiweiß   Kohlenhydrate   Kcal

MITTAGESSEN

Fett   Eiweiß   Kohlenhydrate   Kcal

ABENDESSEN

Fett   Eiweiß   Kohlenhydrate   Kcal

SNACKS

Fett   Eiweiß   Kohlenhydrate   Kcal

WASSER

☐ ☐ ☐ ☐ ☐ ☐ ☐ ☐ ☐

NOTIZEN

BEWERTUNG

☆ ☆ ☆ ☆ ☆

WOCHE 4

Datum ______________________ **Uhrzeit** _______ **bis** _______

(Mo) (Di) (Mi) (Do) (Fr) (Sa) (So)   **Motivation** ▭▭▭▭

KRAFTTRAINING

Übung	Satz 1	Satz 2	Satz 3	Satz 4	Satz 5

AUSDAUERTRAINING

FRÜHSTÜCK

Fett   Eiweiß   Kohlenhydrate   Kcal

MITTAGESSEN

Fett   Eiweiß   Kohlenhydrate   Kcal

ABENDESSEN

Fett   Eiweiß   Kohlenhydrate   Kcal

SNACKS

Fett   Eiweiß   Kohlenhydrate   Kcal

WASSER

▯ ▯ ▯ ▯ ▯ ▯ ▯ ▯ ▯

NOTIZEN

BEWERTUNG

☆ ☆ ☆ ☆ ☆

WOCHE 4

📅 Datum _________________ 🕐 Uhrzeit _______ bis _______

(Mo) (Di) (Mi) (Do) (Fr) (Sa) (So)   Motivation ☐☐☐☐

— KRAFTTRAINING —

Übung	Satz 1	Satz 2	Satz 3	Satz 4	Satz 5

— AUSDAUERTRAINING —

— FRÜHSTÜCK —

Fett   Eiweiß   Kohlenhydrate   Kcal

— MITTAGESSEN —

Fett   Eiweiß   Kohlenhydrate   Kcal

— ABENDESSEN —

Fett   Eiweiß   Kohlenhydrate   Kcal

— SNACKS —

Fett   Eiweiß   Kohlenhydrate   Kcal

WASSER

☐☐☐☐☐☐☐☐☐

— NOTIZEN —

BEWERTUNG

☆☆☆☆☆

WOCHE 4

📅 Datum ________________ 🕐 Uhrzeit______ bis______

(Mo) (Di) (Mi) (Do) (Fr) (Sa) (So)   Motivation [| | |]

KRAFTTRAINING

Übung	Satz 1	Satz 2	Satz 3	Satz 4	Satz 5

AUSDAUERTRAINING

FRÜHSTÜCK

Fett　　Eiweiß　　Kohlenhydrate　　Kcal

MITTAGESSEN

Fett　　Eiweiß　　Kohlenhydrate　　Kcal

ABENDESSEN

Fett　　Eiweiß　　Kohlenhydrate　　Kcal

SNACKS

Fett　　Eiweiß　　Kohlenhydrate　　Kcal

WASSER

☐ ☐ ☐ ☐ ☐ ☐ ☐ ☐ ☐ ☐

NOTIZEN

BEWERTUNG

☆ ☆ ☆ ☆ ☆

NOTIZEN

WOCHE 5

Datum _________________ Uhrzeit ______ bis ______

(Mo) (Di) (Mi) (Do) (Fr) (Sa) (So) Motivation ☐☐☐

KRAFTTRAINING

Übung	Satz 1	Satz 2	Satz 3	Satz 4	Satz 5

AUSDAUERTRAINING

FRÜHSTÜCK

Fett　　Eiweiß　　Kohlenhydrate　　Kcal

MITTAGESSEN

Fett　　Eiweiß　　Kohlenhydrate　　Kcal

ABENDESSEN

Fett　　Eiweiß　　Kohlenhydrate　　Kcal

SNACKS

Fett　　Eiweiß　　Kohlenhydrate　　Kcal

WASSER

☐☐☐☐☐☐☐☐☐

NOTIZEN

BEWERTUNG

☆☆☆☆☆

WOCHE 5

Datum ___________________ **Uhrzeit**_______ bis______

(Mo)(Di)(Mi)(Do)(Fr)(Sa)(So)   Motivation

KRAFTTRAINING

Übung	Satz 1	Satz 2	Satz 3	Satz 4	Satz 5

AUSDAUERTRAINING

FRÜHSTÜCK

Fett   Eiweiß   Kohlenhydrate   Kcal

MITTAGESSEN

Fett   Eiweiß   Kohlenhydrate   Kcal

ABENDESSEN

Fett   Eiweiß   Kohlenhydrate   Kcal

SNACKS

Fett   Eiweiß   Kohlenhydrate   Kcal

WASSER

NOTIZEN

BEWERTUNG
☆ ☆ ☆ ☆ ☆

WOCHE 5

📅 Datum _______________ 🕐 Uhrzeit______ bis______

(Mo) (Di) (Mi) (Do) (Fr) (Sa) (So)   Motivation ▭▭▭▭

KRAFTTRAINING

Übung	Satz 1	Satz 2	Satz 3	Satz 4	Satz 5

AUSDAUERTRAINING

FRÜHSTÜCK

Fett   Eiweiß   Kohlenhydrate   Kcal

MITTAGESSEN

Fett   Eiweiß   Kohlenhydrate   Kcal

ABENDESSEN

Fett   Eiweiß   Kohlenhydrate   Kcal

SNACKS

Fett   Eiweiß   Kohlenhydrate   Kcal

WASSER

▯ ▯ ▯ ▯ ▯ ▯ ▯ ▯ ▯

NOTIZEN

BEWERTUNG

☆ ☆ ☆ ☆ ☆

WOCHE 5

Datum _________________ Uhrzeit_______ bis______

(Mo)(Di)(Mi)(Do)(Fr)(Sa)(So)   Motivation

KRAFTTRAINING

Übung	Satz 1	Satz 2	Satz 3	Satz 4	Satz 5

AUSDAUERTRAINING

FRÜHSTÜCK

Fett   Eiweiß   Kohlenhydrate   Kcal

MITTAGESSEN

Fett   Eiweiß   Kohlenhydrate   Kcal

ABENDESSEN

Fett   Eiweiß   Kohlenhydrate   Kcal

SNACKS

Fett   Eiweiß   Kohlenhydrate   Kcal

WASSER

NOTIZEN

BEWERTUNG
☆ ☆ ☆ ☆ ☆

WOCHE 5

Datum _________________ **Uhrzeit**________ bis________

(Mo)(Di)(Mi)(Do)(Fr)(Sa)(So) **Motivation** [| | |]

KRAFTTRAINING

Übung	Satz 1	Satz 2	Satz 3	Satz 4	Satz 5

AUSDAUERTRAINING

FRÜHSTÜCK

Fett   Eiweiß   Kohlenhydrate   Kcal

MITTAGESSEN

Fett   Eiweiß   Kohlenhydrate   Kcal

ABENDESSEN

Fett   Eiweiß   Kohlenhydrate   Kcal

SNACKS

Fett   Eiweiß   Kohlenhydrate   Kcal

WASSER

NOTIZEN

BEWERTUNG

☆ ☆ ☆ ☆ ☆

WOCHE 5

Datum _______________ Uhrzeit________ bis________

(Mo) (Di) (Mi) (Do) (Fr) (Sa) (So)   Motivation ⬚⬚⬚

KRAFTTRAINING

Übung	Satz 1	Satz 2	Satz 3	Satz 4	Satz 5

AUSDAUERTRAINING

FRÜHSTÜCK

Fett   Eiweiß   Kohlenhydrate   Kcal

MITTAGESSEN

Fett   Eiweiß   Kohlenhydrate   Kcal

ABENDESSEN

Fett   Eiweiß   Kohlenhydrate   Kcal

SNACKS

Fett   Eiweiß   Kohlenhydrate   Kcal

WASSER

NOTIZEN

BEWERTUNG

☆ ☆ ☆ ☆ ☆

WOCHE 5

Datum _________________ **Uhrzeit** _______ **bis** _______

(Mo) (Di) (Mi) (Do) (Fr) (Sa) (So) **Motivation** [| | |]

KRAFTTRAINING

Übung	Satz 1	Satz 2	Satz 3	Satz 4	Satz 5

AUSDAUERTRAINING

FRÜHSTÜCK

Fett   Eiweiß   Kohlenhydrate   Kcal

MITTAGESSEN

Fett   Eiweiß   Kohlenhydrate   Kcal

ABENDESSEN

Fett   Eiweiß   Kohlenhydrate   Kcal

SNACKS

Fett   Eiweiß   Kohlenhydrate   Kcal

WASSER

☐ ☐ ☐ ☐ ☐ ☐ ☐ ☐ ☐

NOTIZEN

BEWERTUNG

☆ ☆ ☆ ☆ ☆

NOTIZEN

WOCHE 6

📅 Datum _________________ 🕐 Uhrzeit_______ bis_______

(Mo) (Di) (Mi) (Do) (Fr) (Sa) (So)   Motivation [| | |]

KRAFTTRAINING

Übung	Satz 1	Satz 2	Satz 3	Satz 4	Satz 5

AUSDAUERTRAINING

FRÜHSTÜCK

Fett   Eiweiß   Kohlenhydrate   Kcal

MITTAGESSEN

Fett   Eiweiß   Kohlenhydrate   Kcal

ABENDESSEN

Fett   Eiweiß   Kohlenhydrate   Kcal

SNACKS

Fett   Eiweiß   Kohlenhydrate   Kcal

WASSER

☐ ☐ ☐ ☐ ☐ ☐ ☐ ☐

NOTIZEN

BEWERTUNG

☆ ☆ ☆ ☆ ☆

WOCHE 6

Datum _______________ **Uhrzeit** _______ bis _______

(Mo) (Di) (Mi) (Do) (Fr) (Sa) (So)　　**Motivation**

KRAFTTRAINING

Übung	Satz 1	Satz 2	Satz 3	Satz 4	Satz 5

AUSDAUERTRAINING

FRÜHSTÜCK

Fett　　Eiweiß　　Kohlenhydrate　　Kcal

MITTAGESSEN

Fett　　Eiweiß　　Kohlenhydrate　　Kcal

ABENDESSEN

Fett　　Eiweiß　　Kohlenhydrate　　Kcal

SNACKS

Fett　　Eiweiß　　Kohlenhydrate　　Kcal

WASSER

NOTIZEN

BEWERTUNG

☆ ☆ ☆ ☆ ☆

WOCHE 6

Datum _________________ **Uhrzeit** _______ bis _______

(Mo) (Di) (Mi) (Do) (Fr) (Sa) (So)   Motivation

KRAFTTRAINING

Übung	Satz 1	Satz 2	Satz 3	Satz 4	Satz 5

AUSDAUERTRAINING

FRÜHSTÜCK

Fett   Eiweiß   Kohlenhydrate   Kcal

MITTAGESSEN

Fett   Eiweiß   Kohlenhydrate   Kcal

ABENDESSEN

Fett   Eiweiß   Kohlenhydrate   Kcal

SNACKS

Fett   Eiweiß   Kohlenhydrate   Kcal

WASSER

NOTIZEN

BEWERTUNG

☆ ☆ ☆ ☆ ☆

WOCHE 6

Datum _______________ **Uhrzeit** ______ **bis** ______

(Mo) (Di) (Mi) (Do) (Fr) (Sa) (So)   **Motivation** [| | |]

KRAFTTRAINING

Übung	Satz 1	Satz 2	Satz 3	Satz 4	Satz 5

AUSDAUERTRAINING

FRÜHSTÜCK

Fett | Eiweiß | Kohlenhydrate | Kcal

MITTAGESSEN

Fett | Eiweiß | Kohlenhydrate | Kcal

ABENDESSEN

Fett | Eiweiß | Kohlenhydrate | Kcal

SNACKS

Fett | Eiweiß | Kohlenhydrate | Kcal

WASSER

☐ ☐ ☐ ☐ ☐ ☐ ☐ ☐ ☐

NOTIZEN

BEWERTUNG

☆ ☆ ☆ ☆ ☆

WOCHE 6

Datum ______________ **Uhrzeit** ______ **bis** ______

(Mo) (Di) (Mi) (Do) (Fr) (Sa) (So) **Motivation**

KRAFTTRAINING

Übung	Satz 1	Satz 2	Satz 3	Satz 4	Satz 5

AUSDAUERTRAINING

FRÜHSTÜCK

Fett　　Eiweiß　　Kohlenhydrate　　Kcal

MITTAGESSEN

Fett　　Eiweiß　　Kohlenhydrate　　Kcal

ABENDESSEN

Fett　　Eiweiß　　Kohlenhydrate　　Kcal

SNACKS

Fett　　Eiweiß　　Kohlenhydrate　　Kcal

WASSER

NOTIZEN

BEWERTUNG

☆ ☆ ☆ ☆ ☆

WOCHE 6

Datum _______________ Uhrzeit _______ bis _______

(Mo) (Di) (Mi) (Do) (Fr) (Sa) (So) Motivation ▭▭▭▭

KRAFTTRAINING

Übung	Satz 1	Satz 2	Satz 3	Satz 4	Satz 5

AUSDAUERTRAINING

FRÜHSTÜCK

Fett   Eiweiß   Kohlenhydrate   Kcal

MITTAGESSEN

Fett   Eiweiß   Kohlenhydrate   Kcal

ABENDESSEN

Fett   Eiweiß   Kohlenhydrate   Kcal

SNACKS

Fett   Eiweiß   Kohlenhydrate   Kcal

WASSER

▯ ▯ ▯ ▯ ▯ ▯ ▯ ▯ ▯ ▯

NOTIZEN

BEWERTUNG

☆ ☆ ☆ ☆ ☆

WOCHE 6

📅 Datum ______________________ **🕐 Uhrzeit** ________ bis ________

(Mo)(Di)(Mi)(Do)(Fr)(Sa)(So)   Motivation [| | |]

KRAFTTRAINING

Übung	Satz 1	Satz 2	Satz 3	Satz 4	Satz 5

AUSDAUERTRAINING

FRÜHSTÜCK

Fett   Eiweiß   Kohlenhydrate   Kcal

MITTAGESSEN

Fett   Eiweiß   Kohlenhydrate   Kcal

ABENDESSEN

Fett   Eiweiß   Kohlenhydrate   Kcal

SNACKS

Fett   Eiweiß   Kohlenhydrate   Kcal

WASSER

☐ ☐ ☐ ☐ ☐ ☐ ☐ ☐ ☐

NOTIZEN

BEWERTUNG

☆ ☆ ☆ ☆ ☆

NOTIZEN

WOCHE 7

Datum _______________ **Uhrzeit** _______ bis _______

(Mo) (Di) (Mi) (Do) (Fr) (Sa) (So)   Motivation [| | |]

KRAFTTRAINING

Übung	Satz 1	Satz 2	Satz 3	Satz 4	Satz 5

AUSDAUERTRAINING

FRÜHSTÜCK

Fett   Eiweiß   Kohlenhydrate   Kcal

MITTAGESSEN

Fett   Eiweiß   Kohlenhydrate   Kcal

ABENDESSEN

Fett   Eiweiß   Kohlenhydrate   Kcal

SNACKS

Fett   Eiweiß   Kohlenhydrate   Kcal

WASSER

☐ ☐ ☐ ☐ ☐ ☐ ☐ ☐ ☐

NOTIZEN

BEWERTUNG

☆ ☆ ☆ ☆ ☆

WOCHE 7

📅 Datum _________________ 🕐 Uhrzeit_______ bis______

(Mo)(Di)(Mi)(Do)(Fr)(Sa)(So)   Motivation ⬡⬡⬡⬡

KRAFTTRAINING

Übung	Satz 1	Satz 2	Satz 3	Satz 4	Satz 5

AUSDAUERTRAINING

FRÜHSTÜCK

Fett   Eiweiß   Kohlenhydrate   Kcal

MITTAGESSEN

Fett   Eiweiß   Kohlenhydrate   Kcal

ABENDESSEN

Fett   Eiweiß   Kohlenhydrate   Kcal

SNACKS

Fett   Eiweiß   Kohlenhydrate   Kcal

WASSER

▢ ▢ ▢ ▢ ▢ ▢ ▢ ▢ ▢

NOTIZEN

BEWERTUNG

☆ ☆ ☆ ☆ ☆

WOCHE 7

Datum _________________ **Uhrzeit** _______ bis _______

(Mo) (Di) (Mi) (Do) (Fr) (Sa) (So)   Motivation ▭▭▭▭

KRAFTTRAINING

Übung	Satz 1	Satz 2	Satz 3	Satz 4	Satz 5

AUSDAUERTRAINING

FRÜHSTÜCK

Fett   Eiweiß   Kohlenhydrate   Kcal

MITTAGESSEN

Fett   Eiweiß   Kohlenhydrate   Kcal

ABENDESSEN

Fett   Eiweiß   Kohlenhydrate   Kcal

SNACKS

Fett   Eiweiß   Kohlenhydrate   Kcal

WASSER

▯ ▯ ▯ ▯ ▯ ▯ ▯ ▯

NOTIZEN

BEWERTUNG

☆ ☆ ☆ ☆ ☆

WOCHE 7

Datum _________________ **Uhrzeit** _______ **bis** _______

(Mo) (Di) (Mi) (Do) (Fr) (Sa) (So)   Motivation ▢▢▢▢

KRAFTTRAINING

Übung	Satz 1	Satz 2	Satz 3	Satz 4	Satz 5

AUSDAUERTRAINING

FRÜHSTÜCK

Fett   Eiweiß   Kohlenhydrate   Kcal

MITTAGESSEN

Fett   Eiweiß   Kohlenhydrate   Kcal

ABENDESSEN

Fett   Eiweiß   Kohlenhydrate   Kcal

SNACKS

Fett   Eiweiß   Kohlenhydrate   Kcal

WASSER

▢ ▢ ▢ ▢ ▢ ▢ ▢ ▢ ▢ ▢

NOTIZEN

BEWERTUNG

☆ ☆ ☆ ☆ ☆

WOCHE 7

📅 Datum ________________ 🕐 Uhrzeit ______ bis ______

(Mo) (Di) (Mi) (Do) (Fr) (Sa) (So)   Motivation ▭▭▭▭

KRAFTTRAINING

Übung	Satz 1	Satz 2	Satz 3	Satz 4	Satz 5

AUSDAUERTRAINING

FRÜHSTÜCK

Fett   Eiweiß   Kohlenhydrate   Kcal

MITTAGESSEN

Fett   Eiweiß   Kohlenhydrate   Kcal

ABENDESSEN

Fett   Eiweiß   Kohlenhydrate   Kcal

SNACKS

Fett   Eiweiß   Kohlenhydrate   Kcal

WASSER

NOTIZEN

BEWERTUNG

☆ ☆ ☆ ☆ ☆

WOCHE 7

Datum ________________   **Uhrzeit** ________ bis ________

(Mo)(Di)(Mi)(Do)(Fr)(Sa)(So)   Motivation [| |]

KRAFTTRAINING

Übung	Satz 1	Satz 2	Satz 3	Satz 4	Satz 5
....	....	....	....	....	....
....	....	....	....	....	....
....	....	....	....	....	....
....	....	....	....	....	....
....	....	....	....	....	....
....	....	....	....	....	....
....	....	....	....	....	....
....	....	....	....	....	....
....	....	....	....	....	....
....	....	....	....	....	....

AUSDAUERTRAINING

FRÜHSTÜCK

Fett   Eiweiß   Kohlenhydrate   Kcal

MITTAGESSEN

Fett   Eiweiß   Kohlenhydrate   Kcal

ABENDESSEN

Fett   Eiweiß   Kohlenhydrate   Kcal

SNACKS

Fett   Eiweiß   Kohlenhydrate   Kcal

WASSER

☐ ☐ ☐ ☐ ☐ ☐ ☐ ☐ ☐

NOTIZEN

BEWERTUNG

☆ ☆ ☆ ☆ ☆

WOCHE 7

Datum _________________ Uhrzeit ______ bis ______

(Mo) (Di) (Mi) (Do) (Fr) (Sa) (So)   Motivation ☐☐☐☐

KRAFTTRAINING

Übung	Satz 1	Satz 2	Satz 3	Satz 4	Satz 5

AUSDAUERTRAINING

FRÜHSTÜCK

Fett   Eiweiß   Kohlenhydrate   Kcal

MITTAGESSEN

Fett   Eiweiß   Kohlenhydrate   Kcal

ABENDESSEN

Fett   Eiweiß   Kohlenhydrate   Kcal

SNACKS

Fett   Eiweiß   Kohlenhydrate   Kcal

WASSER

☐ ☐ ☐ ☐ ☐ ☐ ☐ ☐ ☐

NOTIZEN

BEWERTUNG

☆ ☆ ☆ ☆ ☆

NOTIZEN

WOCHE 8

Datum __________________ **Uhrzeit** _______ bis _______

(Mo) (Di) (Mi) (Do) (Fr) (Sa) (So)   Motivation ▭▭▭▭

KRAFTTRAINING

Übung	Satz 1	Satz 2	Satz 3	Satz 4	Satz 5

AUSDAUERTRAINING

FRÜHSTÜCK

Fett | Eiweiß | Kohlenhydrate | Kcal

MITTAGESSEN

Fett | Eiweiß | Kohlenhydrate | Kcal

ABENDESSEN

Fett | Eiweiß | Kohlenhydrate | Kcal

SNACKS

Fett | Eiweiß | Kohlenhydrate | Kcal

WASSER

▯ ▯ ▯ ▯ ▯ ▯ ▯ ▯ ▯

NOTIZEN

BEWERTUNG

☆ ☆ ☆ ☆ ☆

WOCHE 8

📅 Datum _______________ 🕐 Uhrzeit _______ bis _______

(Mo) (Di) (Mi) (Do) (Fr) (Sa) (So)   Motivation [| | |]

KRAFTTRAINING

Übung	Satz 1	Satz 2	Satz 3	Satz 4	Satz 5

AUSDAUERTRAINING

FRÜHSTÜCK

Fett   Eiweiß   Kohlenhydrate   Kcal

MITTAGESSEN

Fett   Eiweiß   Kohlenhydrate   Kcal

ABENDESSEN

Fett   Eiweiß   Kohlenhydrate   Kcal

SNACKS

Fett   Eiweiß   Kohlenhydrate   Kcal

WASSER

▯ ▯ ▯ ▯ ▯ ▯ ▯ ▯ ▯

NOTIZEN

BEWERTUNG

☆ ☆ ☆ ☆ ☆

WOCHE 8

Datum _________________ **Uhrzeit** _______ **bis** _______

(Mo) (Di) (Mi) (Do) (Fr) (Sa) (So)   Motivation ▭▭▭▭

KRAFTTRAINING

Übung	Satz 1	Satz 2	Satz 3	Satz 4	Satz 5
....	....	....	....	....	....
....	....	....	....	....	....
....	....	....	....	....	....
....	....	....	....	....	....
....	....	....	....	....	....
....	....	....	....	....	....
....	....	....	....	....	....
....	....	....	....	....	....
....	....	....	....	....	....
....	....	....	....	....	....

AUSDAUERTRAINING

FRÜHSTÜCK

Fett   Eiweiß   Kohlenhydrate   Kcal

MITTAGESSEN

Fett   Eiweiß   Kohlenhydrate   Kcal

ABENDESSEN

Fett   Eiweiß   Kohlenhydrate   Kcal

SNACKS

Fett   Eiweiß   Kohlenhydrate   Kcal

WASSER

▯ ▯ ▯ ▯ ▯ ▯ ▯ ▯ ▯

NOTIZEN

BEWERTUNG

☆ ☆ ☆ ☆ ☆

WOCHE 8

Datum _______________ **Uhrzeit** _______ bis _______

(Mo)(Di)(Mi)(Do)(Fr)(Sa)(So)   Motivation ▭▭▭▭

KRAFTTRAINING

Übung	Satz 1	Satz 2	Satz 3	Satz 4	Satz 5

AUSDAUERTRAINING

FRÜHSTÜCK

Fett   Eiweiß   Kohlenhydrate   Kcal

MITTAGESSEN

Fett   Eiweiß   Kohlenhydrate   Kcal

ABENDESSEN

Fett   Eiweiß   Kohlenhydrate   Kcal

SNACKS

Fett   Eiweiß   Kohlenhydrate   Kcal

WASSER

▯ ▯ ▯ ▯ ▯ ▯ ▯ ▯ ▯ ▯

NOTIZEN

BEWERTUNG

☆ ☆ ☆ ☆ ☆

WOCHE 8

📅 Datum _________________ 🕐 Uhrzeit _______ bis _______

(Mo) (Di) (Mi) (Do) (Fr) (Sa) (So)   Motivation ▭▭▭▭

KRAFTTRAINING

Übung	Satz 1	Satz 2	Satz 3	Satz 4	Satz 5

AUSDAUERTRAINING

FRÜHSTÜCK

Fett   Eiweiß   Kohlenhydrate   Kcal

MITTAGESSEN

Fett   Eiweiß   Kohlenhydrate   Kcal

ABENDESSEN

Fett   Eiweiß   Kohlenhydrate   Kcal

SNACKS

Fett   Eiweiß   Kohlenhydrate   Kcal

WASSER

▢ ▢ ▢ ▢ ▢ ▢ ▢ ▢ ▢

NOTIZEN

BEWERTUNG

☆ ☆ ☆ ☆ ☆

WOCHE 8

📅 Datum ___________________ 🕐 Uhrzeit _______ bis _______

(Mo) (Di) (Mi) (Do) (Fr) (Sa) (So)   Motivation ⬚⬚⬚⬚

— KRAFTTRAINING —

Übung	Satz 1	Satz 2	Satz 3	Satz 4	Satz 5

— AUSDAUERTRAINING —

— FRÜHSTÜCK —

Fett   Eiweiß   Kohlenhydrate   Kcal

— MITTAGESSEN —

Fett   Eiweiß   Kohlenhydrate   Kcal

— ABENDESSEN —

Fett   Eiweiß   Kohlenhydrate   Kcal

— SNACKS —

Fett   Eiweiß   Kohlenhydrate   Kcal

WASSER

▯ ▯ ▯ ▯ ▯ ▯ ▯ ▯ ▯

— NOTIZEN —

BEWERTUNG

☆ ☆ ☆ ☆ ☆

WOCHE 8

Datum _________________ Uhrzeit________ bis________

(Mo) (Di) (Mi) (Do) (Fr) (Sa) (So)   Motivation

KRAFTTRAINING

Übung	Satz 1	Satz 2	Satz 3	Satz 4	Satz 5

AUSDAUERTRAINING

FRÜHSTÜCK

Fett   Eiweiß   Kohlenhydrate   Kcal

MITTAGESSEN

Fett   Eiweiß   Kohlenhydrate   Kcal

ABENDESSEN

Fett   Eiweiß   Kohlenhydrate   Kcal

SNACKS

Fett   Eiweiß   Kohlenhydrate   Kcal

WASSER

NOTIZEN

BEWERTUNG

NOTIZEN

WOCHE 9

📅 Datum _________________ 🕐 Uhrzeit________ bis________

(Mo) (Di) (Mi) (Do) (Fr) (Sa) (So)   Motivation ⬜⬜⬜

KRAFTTRAINING

Übung	Satz 1	Satz 2	Satz 3	Satz 4	Satz 5

AUSDAUERTRAINING

FRÜHSTÜCK

Fett   Eiweiß   Kohlenhydrate   Kcal

MITTAGESSEN

Fett   Eiweiß   Kohlenhydrate   Kcal

ABENDESSEN

Fett   Eiweiß   Kohlenhydrate   Kcal

SNACKS

Fett   Eiweiß   Kohlenhydrate   Kcal

WASSER

⬜⬜⬜⬜⬜⬜⬜⬜⬜

NOTIZEN

BEWERTUNG

☆☆☆☆☆

WOCHE 9

Datum _________________ Uhrzeit ______ bis ______

(Mo) (Di) (Mi) (Do) (Fr) (Sa) (So)   Motivation

KRAFTTRAINING

Übung	Satz 1	Satz 2	Satz 3	Satz 4	Satz 5

AUSDAUERTRAINING

FRÜHSTÜCK

Fett   Eiweiß   Kohlenhydrate   Kcal

MITTAGESSEN

Fett   Eiweiß   Kohlenhydrate   Kcal

ABENDESSEN

Fett   Eiweiß   Kohlenhydrate   Kcal

SNACKS

Fett   Eiweiß   Kohlenhydrate   Kcal

WASSER

NOTIZEN

BEWERTUNG

☆ ☆ ☆ ☆ ☆

WOCHE 9

📅 Datum _________________ 🕐 Uhrzeit_______ bis_______

(Mo)(Di)(Mi)(Do)(Fr)(Sa)(So)   Motivation ▭▭▭▭

— KRAFTTRAINING —

Übung	Satz 1	Satz 2	Satz 3	Satz 4	Satz 5

— AUSDAUERTRAINING —

— FRÜHSTÜCK —

Fett   Eiweiß   Kohlenhydrate   Kcal

— MITTAGESSEN —

Fett   Eiweiß   Kohlenhydrate   Kcal

— ABENDESSEN —

Fett   Eiweiß   Kohlenhydrate   Kcal

— SNACKS —

Fett   Eiweiß   Kohlenhydrate   Kcal

WASSER

▽▽▽▽▽▽▽▽▽▽

— NOTIZEN —

BEWERTUNG

☆ ☆ ☆ ☆ ☆

WOCHE 9

📅 Datum ________________   🕐 Uhrzeit______ bis____

(Mo) (Di) (Mi) (Do) (Fr) (Sa) (So)   Motivation

KRAFTTRAINING

Übung	Satz 1	Satz 2	Satz 3	Satz 4	Satz 5

AUSDAUERTRAINING

FRÜHSTÜCK

Fett   Eiweiß   Kohlenhydrate   Kcal

MITTAGESSEN

Fett   Eiweiß   Kohlenhydrate   Kcal

ABENDESSEN

Fett   Eiweiß   Kohlenhydrate   Kcal

SNACKS

Fett   Eiweiß   Kohlenhydrate   Kcal

WASSER

NOTIZEN

BEWERTUNG

☆ ☆ ☆ ☆ ☆

WOCHE 9

📅 Datum _________________ 🕐 Uhrzeit ________ bis ________

(Mo) (Di) (Mi) (Do) (Fr) (Sa) (So)   Motivation ▭▭▭▭

KRAFTTRAINING

Übung	Satz 1	Satz 2	Satz 3	Satz 4	Satz 5

AUSDAUERTRAINING

FRÜHSTÜCK

Fett   Eiweiß   Kohlenhydrate   Kcal

MITTAGESSEN

Fett   Eiweiß   Kohlenhydrate   Kcal

ABENDESSEN

Fett   Eiweiß   Kohlenhydrate   Kcal

SNACKS

Fett   Eiweiß   Kohlenhydrate   Kcal

WASSER

▯ ▯ ▯ ▯ ▯ ▯ ▯ ▯ ▯

NOTIZEN

BEWERTUNG

☆ ☆ ☆ ☆ ☆

WOCHE 9

Datum _______________ **Uhrzeit** ______ bis ______

(Mo) (Di) (Mi) (Do) (Fr) (Sa) (So)   Motivation

KRAFTTRAINING

Übung	Satz 1	Satz 2	Satz 3	Satz 4	Satz 5

AUSDAUERTRAINING

FRÜHSTÜCK

Fett   Eiweiß   Kohlenhydrate   Kcal

MITTAGESSEN

Fett   Eiweiß   Kohlenhydrate   Kcal

ABENDESSEN

Fett   Eiweiß   Kohlenhydrate   Kcal

SNACKS

Fett   Eiweiß   Kohlenhydrate   Kcal

WASSER

NOTIZEN

BEWERTUNG

☆ ☆ ☆ ☆ ☆

WOCHE 9

📅 Datum _________________ 🕐 Uhrzeit______ bis______

(Mo) (Di) (Mi) (Do) (Fr) (Sa) (So)   Motivation ▢▢▢▢

KRAFTTRAINING

Übung	Satz 1	Satz 2	Satz 3	Satz 4	Satz 5

AUSDAUERTRAINING

FRÜHSTÜCK

Fett   Eiweiß   Kohlenhydrate   Kcal

MITTAGESSEN

Fett   Eiweiß   Kohlenhydrate   Kcal

ABENDESSEN

Fett   Eiweiß   Kohlenhydrate   Kcal

SNACKS

Fett   Eiweiß   Kohlenhydrate   Kcal

WASSER

▢▢▢▢▢▢▢▢▢▢

NOTIZEN

BEWERTUNG

☆☆☆☆☆

NOTIZEN

WOCHE 10

📅 Datum _______________ 🕐 Uhrzeit_______ bis_______

(Mo) (Di) (Mi) (Do) (Fr) (Sa) (So)   Motivation ⬚⬚⬚⬚

KRAFTTRAINING

Übung	Satz 1	Satz 2	Satz 3	Satz 4	Satz 5

AUSDAUERTRAINING

FRÜHSTÜCK

Fett   Eiweiß   Kohlenhydrate   Kcal

MITTAGESSEN

Fett   Eiweiß   Kohlenhydrate   Kcal

ABENDESSEN

Fett   Eiweiß   Kohlenhydrate   Kcal

SNACKS

Fett   Eiweiß   Kohlenhydrate   Kcal

WASSER

NOTIZEN

BEWERTUNG

☆ ☆ ☆ ☆ ☆

WOCHE 10

Datum _______________ **Uhrzeit** _______ **bis** _______

(Mo) (Di) (Mi) (Do) (Fr) (Sa) (So) **Motivation**

KRAFTTRAINING

Übung	Satz 1	Satz 2	Satz 3	Satz 4	Satz 5

AUSDAUERTRAINING

FRÜHSTÜCK

Fett   Eiweiß   Kohlenhydrate   Kcal

MITTAGESSEN

Fett   Eiweiß   Kohlenhydrate   Kcal

ABENDESSEN

Fett   Eiweiß   Kohlenhydrate   Kcal

SNACKS

Fett   Eiweiß   Kohlenhydrate   Kcal

WASSER

NOTIZEN

BEWERTUNG

WOCHE 10

Datum ______________________ **Uhrzeit** ______ bis ______

(Mo) (Di) (Mi) (Do) (Fr) (Sa) (So)   **Motivation** [| |]

KRAFTTRAINING

Übung	Satz 1	Satz 2	Satz 3	Satz 4	Satz 5
....	....	....	....	....	....
....	....	....	....	....	....
....	....	....	....	....	....
....	....	....	....	....	....
....	....	....	....	....	....
....	....	....	....	....	....
....	....	....	....	....	....
....	....	....	....	....	....
....	....	....	....	....	....
....	....	....	....	....	....

AUSDAUERTRAINING

FRÜHSTÜCK

Fett   Eiweiß   Kohlenhydrate   Kcal

MITTAGESSEN

Fett   Eiweiß   Kohlenhydrate   Kcal

ABENDESSEN

Fett   Eiweiß   Kohlenhydrate   Kcal

SNACKS

Fett   Eiweiß   Kohlenhydrate   Kcal

WASSER

☐ ☐ ☐ ☐ ☐ ☐ ☐ ☐ ☐

NOTIZEN

BEWERTUNG

☆ ☆ ☆ ☆ ☆

WOCHE 10

📅 Datum _________________________ 🕐 Uhrzeit_________ bis_________

(Mo)(Di)(Mi)(Do)(Fr)(Sa)(So)   Motivation ▢▢▢▢

KRAFTTRAINING

Übung	Satz 1	Satz 2	Satz 3	Satz 4	Satz 5

AUSDAUERTRAINING

FRÜHSTÜCK

Fett   Eiweiß   Kohlenhydrate   Kcal

MITTAGESSEN

Fett   Eiweiß   Kohlenhydrate   Kcal

ABENDESSEN

Fett   Eiweiß   Kohlenhydrate   Kcal

SNACKS

Fett   Eiweiß   Kohlenhydrate   Kcal

WASSER

▢▢▢▢▢▢▢▢▢

NOTIZEN

BEWERTUNG

☆☆☆☆☆

WOCHE 10

📅 Datum _______________ 🕐 Uhrzeit______ bis______

(Mo) (Di) (Mi) (Do) (Fr) (Sa) (So)   Motivation ⬚⬚⬚⬚

KRAFTTRAINING

Übung	Satz 1	Satz 2	Satz 3	Satz 4	Satz 5

AUSDAUERTRAINING

FRÜHSTÜCK

Fett   Eiweiß   Kohlenhydrate   Kcal

MITTAGESSEN

Fett   Eiweiß   Kohlenhydrate   Kcal

ABENDESSEN

Fett   Eiweiß   Kohlenhydrate   Kcal

SNACKS

Fett   Eiweiß   Kohlenhydrate   Kcal

WASSER

▯ ▯ ▯ ▯ ▯ ▯ ▯ ▯ ▯

NOTIZEN

BEWERTUNG

☆ ☆ ☆ ☆ ☆

WOCHE 10

Datum _______________ Uhrzeit _______ bis _______

(Mo) (Di) (Mi) (Do) (Fr) (Sa) (So)   Motivation

KRAFTTRAINING

Übung	Satz 1	Satz 2	Satz 3	Satz 4	Satz 5

AUSDAUERTRAINING

FRÜHSTÜCK

Fett   Eiweiß   Kohlenhydrate   Kcal

MITTAGESSEN

Fett   Eiweiß   Kohlenhydrate   Kcal

ABENDESSEN

Fett   Eiweiß   Kohlenhydrate   Kcal

SNACKS

Fett   Eiweiß   Kohlenhydrate   Kcal

WASSER

NOTIZEN

BEWERTUNG

WOCHE 10

Datum _______________ **Uhrzeit** _______ **bis** _______

(Mo) (Di) (Mi) (Do) (Fr) (Sa) (So)　　**Motivation** ☐☐☐

— KRAFTTRAINING —

Übung	Satz 1	Satz 2	Satz 3	Satz 4	Satz 5

— AUSDAUERTRAINING —

FRÜHSTÜCK

Fett　　Eiweiß　　Kohlenhydrate　　Kcal

MITTAGESSEN

Fett　　Eiweiß　　Kohlenhydrate　　Kcal

ABENDESSEN

Fett　　Eiweiß　　Kohlenhydrate　　Kcal

SNACKS

Fett　　Eiweiß　　Kohlenhydrate　　Kcal

WASSER

☐☐☐☐☐☐☐☐

NOTIZEN

BEWERTUNG

☆ ☆ ☆ ☆ ☆

NOTIZEN

WOCHE 11

Datum _______________ **Uhrzeit** _______ **bis** _______

(Mo) (Di) (Mi) (Do) (Fr) (Sa) (So)   **Motivation** [| | |]

KRAFTTRAINING

Übung	Satz 1	Satz 2	Satz 3	Satz 4	Satz 5

AUSDAUERTRAINING

FRÜHSTÜCK

Fett   Eiweiß   Kohlenhydrate   Kcal

MITTAGESSEN

Fett   Eiweiß   Kohlenhydrate   Kcal

ABENDESSEN

Fett   Eiweiß   Kohlenhydrate   Kcal

SNACKS

Fett   Eiweiß   Kohlenhydrate   Kcal

WASSER

☐ ☐ ☐ ☐ ☐ ☐ ☐ ☐ ☐ ☐

NOTIZEN

BEWERTUNG

☆ ☆ ☆ ☆ ☆

WOCHE 11

Datum _______________ **Uhrzeit** _______ bis _______

(Mo) (Di) (Mi) (Do) (Fr) (Sa) (So)   **Motivation** [| | |]

KRAFTTRAINING

Übung	Satz 1	Satz 2	Satz 3	Satz 4	Satz 5

AUSDAUERTRAINING

FRÜHSTÜCK

Fett   Eiweiß   Kohlenhydrate   Kcal

MITTAGESSEN

Fett   Eiweiß   Kohlenhydrate   Kcal

ABENDESSEN

Fett   Eiweiß   Kohlenhydrate   Kcal

SNACKS

Fett   Eiweiß   Kohlenhydrate   Kcal

WASSER

NOTIZEN

BEWERTUNG
☆ ☆ ☆ ☆ ☆

WOCHE 11

Datum _______________ Uhrzeit _______ bis _______

(Mo) (Di) (Mi) (Do) (Fr) (Sa) (So)　　Motivation

KRAFTTRAINING

Übung	Satz 1	Satz 2	Satz 3	Satz 4	Satz 5

AUSDAUERTRAINING

FRÜHSTÜCK

Fett　　Eiweiß　　Kohlenhydrate　　Kcal

MITTAGESSEN

Fett　　Eiweiß　　Kohlenhydrate　　Kcal

ABENDESSEN

Fett　　Eiweiß　　Kohlenhydrate　　Kcal

SNACKS

Fett　　Eiweiß　　Kohlenhydrate　　Kcal

WASSER

NOTIZEN

BEWERTUNG

☆☆☆☆☆

WOCHE 11

Datum _______________ Uhrzeit _______ bis _______

(Mo) (Di) (Mi) (Do) (Fr) (Sa) (So)   Motivation

KRAFTTRAINING

Übung	Satz 1	Satz 2	Satz 3	Satz 4	Satz 5

AUSDAUERTRAINING

FRÜHSTÜCK

Fett   Eiweiß   Kohlenhydrate   Kcal

MITTAGESSEN

Fett   Eiweiß   Kohlenhydrate   Kcal

ABENDESSEN

Fett   Eiweiß   Kohlenhydrate   Kcal

SNACKS

Fett   Eiweiß   Kohlenhydrate   Kcal

WASSER

NOTIZEN

BEWERTUNG

WOCHE 11

Datum ________________ **Uhrzeit** ________ **bis** ________

(Mo) (Di) (Mi) (Do) (Fr) (Sa) (So)   Motivation

KRAFTTRAINING

Übung	Satz 1	Satz 2	Satz 3	Satz 4	Satz 5

AUSDAUERTRAINING

FRÜHSTÜCK

Fett   Eiweiß   Kohlenhydrate   Kcal

MITTAGESSEN

Fett   Eiweiß   Kohlenhydrate   Kcal

ABENDESSEN

Fett   Eiweiß   Kohlenhydrate   Kcal

SNACKS

Fett   Eiweiß   Kohlenhydrate   Kcal

WASSER

NOTIZEN

BEWERTUNG

☆ ☆ ☆ ☆ ☆

WOCHE 11

Datum _______________ **Uhrzeit** _______ **bis** _______

(Mo) (Di) (Mi) (Do) (Fr) (Sa) (So)   Motivation ▭▭▭▭

KRAFTTRAINING

Übung	Satz 1	Satz 2	Satz 3	Satz 4	Satz 5

AUSDAUERTRAINING

FRÜHSTÜCK

Fett   Eiweiß   Kohlenhydrate   Kcal

MITTAGESSEN

Fett   Eiweiß   Kohlenhydrate   Kcal

ABENDESSEN

Fett   Eiweiß   Kohlenhydrate   Kcal

SNACKS

Fett   Eiweiß   Kohlenhydrate   Kcal

WASSER

▯ ▯ ▯ ▯ ▯ ▯ ▯ ▯ ▯

NOTIZEN

BEWERTUNG

☆ ☆ ☆ ☆ ☆

WOCHE 11

Datum _________________ **Uhrzeit** _______ bis _______

(Mo) (Di) (Mi) (Do) (Fr) (Sa) (So) **Motivation** ▭▭▭▭

KRAFTTRAINING

Übung	Satz 1	Satz 2	Satz 3	Satz 4	Satz 5

AUSDAUERTRAINING

FRÜHSTÜCK

Fett — Eiweiß — Kohlenhydrate — Kcal

MITTAGESSEN

Fett — Eiweiß — Kohlenhydrate — Kcal

ABENDESSEN

Fett — Eiweiß — Kohlenhydrate — Kcal

SNACKS

Fett — Eiweiß — Kohlenhydrate — Kcal

WASSER

▯▯▯▯▯▯▯▯▯

NOTIZEN

BEWERTUNG

☆☆☆☆☆

NOTIZEN

WOCHE 12

📅 Datum _________________ 🕐 Uhrzeit_______ bis_______

(Mo)(Di)(Mi)(Do)(Fr)(Sa)(So)   Motivation ▭

KRAFTTRAINING

Übung	Satz 1	Satz 2	Satz 3	Satz 4	Satz 5

AUSDAUERTRAINING

FRÜHSTÜCK

Fett   Eiweiß   Kohlenhydrate   Kcal

MITTAGESSEN

Fett   Eiweiß   Kohlenhydrate   Kcal

ABENDESSEN

Fett   Eiweiß   Kohlenhydrate   Kcal

SNACKS

Fett   Eiweiß   Kohlenhydrate   Kcal

WASSER

NOTIZEN

BEWERTUNG

☆ ☆ ☆ ☆ ☆

WOCHE 12

Datum _______________ **Uhrzeit** _______ bis _______

(Mo) (Di) (Mi) (Do) (Fr) (Sa) (So)   Motivation ⬜⬜⬜

KRAFTTRAINING

Übung	Satz 1	Satz 2	Satz 3	Satz 4	Satz 5

AUSDAUERTRAINING

FRÜHSTÜCK

Fett   Eiweiß   Kohlenhydrate   Kcal

MITTAGESSEN

Fett   Eiweiß   Kohlenhydrate   Kcal

ABENDESSEN

Fett   Eiweiß   Kohlenhydrate   Kcal

SNACKS

Fett   Eiweiß   Kohlenhydrate   Kcal

WASSER

NOTIZEN

BEWERTUNG

☆ ☆ ☆ ☆ ☆

WOCHE 12

📅 Datum ________________ 🕐 Uhrzeit ________ bis ______

(Mo) (Di) (Mi) (Do) (Fr) (Sa) (So) Motivation ⬚⬚⬚⬚

KRAFTTRAINING

Übung	Satz 1	Satz 2	Satz 3	Satz 4	Satz 5

AUSDAUERTRAINING

FRÜHSTÜCK

Fett   Eiweiß   Kohlenhydrate   Kcal

MITTAGESSEN

Fett   Eiweiß   Kohlenhydrate   Kcal

ABENDESSEN

Fett   Eiweiß   Kohlenhydrate   Kcal

SNACKS

Fett   Eiweiß   Kohlenhydrate   Kcal

WASSER

⬚ ⬚ ⬚ ⬚ ⬚ ⬚ ⬚ ⬚ ⬚

NOTIZEN

BEWERTUNG

☆ ☆ ☆ ☆ ☆

WOCHE 12

📅 Datum _______________ 🕐 Uhrzeit _______ bis _______

(Mo)(Di)(Mi)(Do)(Fr)(Sa)(So)   Motivation ⬭

KRAFTTRAINING

Übung	Satz 1	Satz 2	Satz 3	Satz 4	Satz 5

AUSDAUERTRAINING

FRÜHSTÜCK

Fett   Eiweiß   Kohlenhydrate   Kcal

MITTAGESSEN

Fett   Eiweiß   Kohlenhydrate   Kcal

ABENDESSEN

Fett   Eiweiß   Kohlenhydrate   Kcal

SNACKS

Fett   Eiweiß   Kohlenhydrate   Kcal

WASSER

☐ ☐ ☐ ☐ ☐ ☐ ☐ ☐ ☐ ☐

NOTIZEN

BEWERTUNG

☆ ☆ ☆ ☆ ☆

WOCHE 12

Datum _________________ **Uhrzeit** _______ bis _______

(Mo) (Di) (Mi) (Do) (Fr) (Sa) (So)   Motivation

KRAFTTRAINING

Übung	Satz 1	Satz 2	Satz 3	Satz 4	Satz 5

AUSDAUERTRAINING

FRÜHSTÜCK

Fett   Eiweiß   Kohlenhydrate   Kcal

MITTAGESSEN

Fett   Eiweiß   Kohlenhydrate   Kcal

ABENDESSEN

Fett   Eiweiß   Kohlenhydrate   Kcal

SNACKS

Fett   Eiweiß   Kohlenhydrate   Kcal

WASSER

NOTIZEN

BEWERTUNG

☆ ☆ ☆ ☆ ☆

WOCHE 2

Datum _________________ **Uhrzeit** _______ bis _______

(Mo) (Di) (Mi) (Do) (Fr) (Sa) (So)   **Motivation** [| |]

KRAFTTRAINING

Übung	Satz 1	Satz 2	Satz 3	Satz 4	Satz 5

AUSDAUERTRAINING

FRÜHSTÜCK

Fett   Eiweiß   Kohlenhydrate   Kcal

WASSER

☐ ☐ ☐ ☐ ☐ ☐ ☐ ☐

MITTAGESSEN

Fett   Eiweiß   Kohlenhydrate   Kcal

NOTIZEN

ABENDESSEN

Fett   Eiweiß   Kohlenhydrate   Kcal

SNACKS

Fett   Eiweiß   Kohlenhydrate   Kcal

BEWERTUNG

☆ ☆ ☆ ☆ ☆

WOCHE 2

📅 Datum ________________ 🕐 Uhrzeit _______ bis _______

(Mo) (Di) (Mi) (Do) (Fr) (Sa) (So)   Motivation ⬚⬚⬚⬚

KRAFTTRAINING

Übung	Satz 1	Satz 2	Satz 3	Satz 4	Satz 5

AUSDAUERTRAINING

FRÜHSTÜCK

Fett   Eiweiß   Kohlenhydrate   Kcal

MITTAGESSEN

Fett   Eiweiß   Kohlenhydrate   Kcal

ABENDESSEN

Fett   Eiweiß   Kohlenhydrate   Kcal

SNACKS

Fett   Eiweiß   Kohlenhydrate   Kcal

WASSER

☐ ☐ ☐ ☐ ☐ ☐ ☐ ☐ ☐

NOTIZEN

BEWERTUNG

☆ ☆ ☆ ☆ ☆

NOTIZEN

WOCHE 3

📅 Datum _________________ 🕐 Uhrzeit______ bis______

(Mo) (Di) (Mi) (Do) (Fr) (Sa) (So)　　Motivation ⬜⬜⬜⬜

KRAFTTRAINING

Übung	Satz 1	Satz 2	Satz 3	Satz 4	Satz 5

AUSDAUERTRAINING

FRÜHSTÜCK

Fett　　Eiweiß　　Kohlenhydrate　　Kcal

MITTAGESSEN

Fett　　Eiweiß　　Kohlenhydrate　　Kcal

ABENDESSEN

Fett　　Eiweiß　　Kohlenhydrate　　Kcal

SNACKS

Fett　　Eiweiß　　Kohlenhydrate　　Kcal

WASSER

⬜⬜⬜⬜⬜⬜⬜⬜⬜

NOTIZEN

BEWERTUNG

☆☆☆☆☆

WOCHE 3

📅 Datum _________________ 🕐 Uhrzeit _______ bis _______

(Mo) (Di) (Mi) (Do) (Fr) (Sa) (So)   Motivation ⬤□□□

— KRAFTTRAINING —

Übung	Satz 1	Satz 2	Satz 3	Satz 4	Satz 5
....	....	....	....	....	....
....	....	....	....	....	....
....	....	....	....	....	....
....	....	....	....	....	....
....	....	....	....	....	....
....	....	....	....	....	....
....	....	....	....	....	....
....	....	....	....	....	....
....	....	....	....	....	....

— AUSDAUERTRAINING —

— FRÜHSTÜCK —

Fett   Eiweiß   Kohlenhydrate   Kcal

— MITTAGESSEN —

Fett   Eiweiß   Kohlenhydrate   Kcal

— ABENDESSEN —

Fett   Eiweiß   Kohlenhydrate   Kcal

— SNACKS —

Fett   Eiweiß   Kohlenhydrate   Kcal

WASSER

▽ ▽ ▽ ▽ ▽ ▽ ▽ ▽ ▽

— NOTIZEN —

BEWERTUNG

☆ ☆ ☆ ☆ ☆

WOCHE 3

📅 Datum _________________ 🕐 Uhrzeit _______ bis _______

(Mo) (Di) (Mi) (Do) (Fr) (Sa) (So)   Motivation [| | |]

KRAFTTRAINING

Übung	Satz 1	Satz 2	Satz 3	Satz 4	Satz 5

AUSDAUERTRAINING

FRÜHSTÜCK

Fett   Eiweiß   Kohlenhydrate   Kcal

MITTAGESSEN

Fett   Eiweiß   Kohlenhydrate   Kcal

ABENDESSEN

Fett   Eiweiß   Kohlenhydrate   Kcal

SNACKS

Fett   Eiweiß   Kohlenhydrate   Kcal

WASSER

NOTIZEN

BEWERTUNG

☆ ☆ ☆ ☆ ☆

WOCHE 3

Datum _________________ Uhrzeit _______ bis _______

(Mo) (Di) (Mi) (Do) (Fr) (Sa) (So)   Motivation

KRAFTTRAINING

Übung	Satz 1	Satz 2	Satz 3	Satz 4	Satz 5

AUSDAUERTRAINING

FRÜHSTÜCK

Fett   Eiweiß   Kohlenhydrate   Kcal

MITTAGESSEN

Fett   Eiweiß   Kohlenhydrate   Kcal

ABENDESSEN

Fett   Eiweiß   Kohlenhydrate   Kcal

SNACKS

Fett   Eiweiß   Kohlenhydrate   Kcal

WASSER

NOTIZEN

BEWERTUNG

WOCHE 3

Datum _______________ **Uhrzeit** _______ bis _______

(Mo) (Di) (Mi) (Do) (Fr) (Sa) (So)   Motivation

KRAFTTRAINING

Übung	Satz 1	Satz 2	Satz 3	Satz 4	Satz 5

AUSDAUERTRAINING

FRÜHSTÜCK

Fett   Eiweiß   Kohlenhydrate   Kcal

MITTAGESSEN

Fett   Eiweiß   Kohlenhydrate   Kcal

ABENDESSEN

Fett   Eiweiß   Kohlenhydrate   Kcal

SNACKS

Fett   Eiweiß   Kohlenhydrate   Kcal

WASSER

NOTIZEN

BEWERTUNG

WOCHE 3

Datum _______________ **Uhrzeit** _______ **bis** _______

Mo · Di · Mi · Do · Fr · Sa · So

Motivation

KRAFTTRAINING

Übung	Satz 1	Satz 2	Satz 3	Satz 4	Satz 5

AUSDAUERTRAINING

FRÜHSTÜCK

Fett   Eiweiß   Kohlenhydrate   Kcal

MITTAGESSEN

Fett   Eiweiß   Kohlenhydrate   Kcal

ABENDESSEN

Fett   Eiweiß   Kohlenhydrate   Kcal

SNACKS

Fett   Eiweiß   Kohlenhydrate   Kcal

WASSER

NOTIZEN

BEWERTUNG

WOCHE 3

📅 Datum _____________________ 🕐 Uhrzeit________ bis________

(Mo) (Di) (Mi) (Do) (Fr) (Sa) (So)   Motivation ▭▭▭▭

KRAFTTRAINING

Übung	Satz 1	Satz 2	Satz 3	Satz 4	Satz 5

AUSDAUERTRAINING

FRÜHSTÜCK

Fett   Eiweiß   Kohlenhydrate   Kcal

MITTAGESSEN

Fett   Eiweiß   Kohlenhydrate   Kcal

ABENDESSEN

Fett   Eiweiß   Kohlenhydrate   Kcal

SNACKS

Fett   Eiweiß   Kohlenhydrate   Kcal

WASSER

▯ ▯ ▯ ▯ ▯ ▯ ▯ ▯ ▯

NOTIZEN

BEWERTUNG

☆ ☆ ☆ ☆ ☆

NOTIZEN

WOCHE 4

Datum _________________ Uhrzeit _______ bis _______

(Mo) (Di) (Mi) (Do) (Fr) (Sa) (So)   Motivation

KRAFTTRAINING

Übung	Satz 1	Satz 2	Satz 3	Satz 4	Satz 5

AUSDAUERTRAINING

FRÜHSTÜCK

Fett   Eiweiß   Kohlenhydrate   Kcal

MITTAGESSEN

Fett   Eiweiß   Kohlenhydrate   Kcal

ABENDESSEN

Fett   Eiweiß   Kohlenhydrate   Kcal

SNACKS

Fett   Eiweiß   Kohlenhydrate   Kcal

WASSER

NOTIZEN

BEWERTUNG
☆ ☆ ☆ ☆ ☆

WOCHE 4

Datum _______________   **Uhrzeit**______ bis______

(Mo) (Di) (Mi) (Do) (Fr) (Sa) (So)   Motivation [| | |]

KRAFTTRAINING

Übung	Satz 1	Satz 2	Satz 3	Satz 4	Satz 5

AUSDAUERTRAINING

FRÜHSTÜCK

Fett   Eiweiß   Kohlenhydrate   Kcal

MITTAGESSEN

Fett   Eiweiß   Kohlenhydrate   Kcal

ABENDESSEN

Fett   Eiweiß   Kohlenhydrate   Kcal

SNACKS

Fett   Eiweiß   Kohlenhydrate   Kcal

WASSER

☐ ☐ ☐ ☐ ☐ ☐ ☐ ☐ ☐ ☐

NOTIZEN

BEWERTUNG

☆ ☆ ☆ ☆ ☆

WOCHE 4

📅 Datum _________________ 🕐 Uhrzeit _______ bis _______

(Mo) (Di) (Mi) (Do) (Fr) (Sa) (So)   Motivation ⬜⬜⬜⬜

KRAFTTRAINING

Übung	Satz 1	Satz 2	Satz 3	Satz 4	Satz 5

AUSDAUERTRAINING

FRÜHSTÜCK

Fett   Eiweiß   Kohlenhydrate   Kcal

MITTAGESSEN

Fett   Eiweiß   Kohlenhydrate   Kcal

ABENDESSEN

Fett   Eiweiß   Kohlenhydrate   Kcal

SNACKS

Fett   Eiweiß   Kohlenhydrate   Kcal

WASSER

⬜⬜⬜⬜⬜⬜⬜⬜

NOTIZEN

BEWERTUNG

☆☆☆☆☆

WOCHE 4

Datum _______________ **Uhrzeit** _______ bis _______

(Mo)(Di)(Mi)(Do)(Fr)(Sa)(So)   Motivation [| | |]

KRAFTTRAINING

Übung	Satz 1	Satz 2	Satz 3	Satz 4	Satz 5

AUSDAUERTRAINING

FRÜHSTÜCK

Fett   Eiweiß   Kohlenhydrate   Kcal

MITTAGESSEN

Fett   Eiweiß   Kohlenhydrate   Kcal

ABENDESSEN

Fett   Eiweiß   Kohlenhydrate   Kcal

SNACKS

Fett   Eiweiß   Kohlenhydrate   Kcal

WASSER

☐ ☐ ☐ ☐ ☐ ☐ ☐ ☐ ☐

NOTIZEN

BEWERTUNG

☆ ☆ ☆ ☆ ☆

WOCHE 4

Datum __________________ **Uhrzeit** __________ **bis** __________

(Mo) (Di) (Mi) (Do) (Fr) (Sa) (So)   **Motivation** ▭▭▭▭

KRAFTTRAINING

Übung	Satz 1	Satz 2	Satz 3	Satz 4	Satz 5

AUSDAUERTRAINING

FRÜHSTÜCK

Fett　　Eiweiß　　Kohlenhydrate　　Kcal

MITTAGESSEN

Fett　　Eiweiß　　Kohlenhydrate　　Kcal

ABENDESSEN

Fett　　Eiweiß　　Kohlenhydrate　　Kcal

SNACKS

Fett　　Eiweiß　　Kohlenhydrate　　Kcal

WASSER

▭ ▭ ▭ ▭ ▭ ▭ ▭ ▭ ▭

NOTIZEN

BEWERTUNG

☆ ☆ ☆ ☆ ☆

WOCHE 4

📅 Datum _________________ 🕐 Uhrzeit _______ bis _______

(Mo) (Di) (Mi) (Do) (Fr) (Sa) (So)   Motivation ▭

KRAFTTRAINING

Übung	Satz 1	Satz 2	Satz 3	Satz 4	Satz 5

AUSDAUERTRAINING

FRÜHSTÜCK

Fett   Eiweiß   Kohlenhydrate   Kcal

MITTAGESSEN

Fett   Eiweiß   Kohlenhydrate   Kcal

ABENDESSEN

Fett   Eiweiß   Kohlenhydrate   Kcal

SNACKS

Fett   Eiweiß   Kohlenhydrate   Kcal

WASSER

NOTIZEN

BEWERTUNG

☆ ☆ ☆ ☆ ☆

WOCHE 4

📅 Datum ________________ 🕐 Uhrzeit______ bis______

(Mo) (Di) (Mi) (Do) (Fr) (Sa) (So)   Motivation ▭▭▭▭

KRAFTTRAINING

Übung	Satz 1	Satz 2	Satz 3	Satz 4	Satz 5

AUSDAUERTRAINING

FRÜHSTÜCK

Fett   Eiweiß   Kohlenhydrate   Kcal

MITTAGESSEN

Fett   Eiweiß   Kohlenhydrate   Kcal

ABENDESSEN

Fett   Eiweiß   Kohlenhydrate   Kcal

SNACKS

Fett   Eiweiß   Kohlenhydrate   Kcal

WASSER

▯ ▯ ▯ ▯ ▯ ▯ ▯ ▯ ▯ ▯

NOTIZEN

BEWERTUNG

☆ ☆ ☆ ☆ ☆

NOTIZEN

WOCHE 5

📅 Datum _________________ **🕐 Uhrzeit** _______ bis _______

(Mo) (Di) (Mi) (Do) (Fr) (Sa) (So)   Motivation ▭▭▭▭

KRAFTTRAINING

Übung	Satz 1	Satz 2	Satz 3	Satz 4	Satz 5

AUSDAUERTRAINING

FRÜHSTÜCK

Fett   Eiweiß   Kohlenhydrate   Kcal

MITTAGESSEN

Fett   Eiweiß   Kohlenhydrate   Kcal

ABENDESSEN

Fett   Eiweiß   Kohlenhydrate   Kcal

SNACKS

Fett   Eiweiß   Kohlenhydrate   Kcal

WASSER

▯ ▯ ▯ ▯ ▯ ▯ ▯ ▯ ▯

NOTIZEN

BEWERTUNG

☆ ☆ ☆ ☆ ☆

WOCHE 5

Datum _________________ **Uhrzeit** _______ **bis** _______

(Mo)(Di)(Mi)(Do)(Fr)(Sa)(So) **Motivation**

KRAFTTRAINING

Übung	Satz 1	Satz 2	Satz 3	Satz 4	Satz 5

AUSDAUERTRAINING

FRÜHSTÜCK

Fett   Eiweiß   Kohlenhydrate   Kcal

MITTAGESSEN

Fett   Eiweiß   Kohlenhydrate   Kcal

ABENDESSEN

Fett   Eiweiß   Kohlenhydrate   Kcal

SNACKS

Fett   Eiweiß   Kohlenhydrate   Kcal

WASSER

NOTIZEN

BEWERTUNG

☆ ☆ ☆ ☆ ☆

WOCHE 5

Datum _______________ **Uhrzeit** _______ **bis** _______

Mo Di Mi Do Fr Sa So

Motivation

KRAFTTRAINING

Übung	Satz 1	Satz 2	Satz 3	Satz 4	Satz 5

AUSDAUERTRAINING

FRÜHSTÜCK

Fett   Eiweiß   Kohlenhydrate   Kcal

MITTAGESSEN

Fett   Eiweiß   Kohlenhydrate   Kcal

ABENDESSEN

Fett   Eiweiß   Kohlenhydrate   Kcal

SNACKS

Fett   Eiweiß   Kohlenhydrate   Kcal

WASSER

NOTIZEN

BEWERTUNG

WOCHE 5

Datum _________________ **Uhrzeit** _______ bis _______

(Mo)(Di)(Mi)(Do)(Fr)(Sa)(So)   Motivation

Übung	Satz 1	Satz 2	Satz 3	Satz 4	Satz 5

AUSDAUERTRAINING

FRÜHSTÜCK

Fett   Eiweiß   Kohlenhydrate   Kcal

MITTAGESSEN

Fett   Eiweiß   Kohlenhydrate   Kcal

ABENDESSEN

Fett   Eiweiß   Kohlenhydrate   Kcal

SNACKS

Fett   Eiweiß   Kohlenhydrate   Kcal

WASSER

NOTIZEN

BEWERTUNG
☆ ☆ ☆ ☆ ☆

WOCHE 5

Datum _______________ **Uhrzeit** _______ bis _______

(Mo) (Di) (Mi) (Do) (Fr) (Sa) (So) **Motivation** [| | |]

KRAFTTRAINING

Übung	Satz 1	Satz 2	Satz 3	Satz 4	Satz 5

AUSDAUERTRAINING

FRÜHSTÜCK

Fett   Eiweiß   Kohlenhydrate   Kcal

MITTAGESSEN

Fett   Eiweiß   Kohlenhydrate   Kcal

ABENDESSEN

Fett   Eiweiß   Kohlenhydrate   Kcal

SNACKS

Fett   Eiweiß   Kohlenhydrate   Kcal

WASSER

NOTIZEN

BEWERTUNG

☆ ☆ ☆ ☆ ☆

WOCHE 5

Datum _______________ Uhrzeit_______ bis_______

(Mo) (Di) (Mi) (Do) (Fr) (Sa) (So) Motivation

KRAFTTRAINING

Übung	Satz 1	Satz 2	Satz 3	Satz 4	Satz 5

AUSDAUERTRAINING

FRÜHSTÜCK

Fett   Eiweiß   Kohlenhydrate   Kcal

MITTAGESSEN

Fett   Eiweiß   Kohlenhydrate   Kcal

ABENDESSEN

Fett   Eiweiß   Kohlenhydrate   Kcal

SNACKS

Fett   Eiweiß   Kohlenhydrate   Kcal

WASSER

NOTIZEN

BEWERTUNG

☆ ☆ ☆ ☆ ☆

WOCHE 5

Datum _______________ **Uhrzeit** _______ bis _______

(Mo)(Di)(Mi)(Do)(Fr)(Sa)(So)   **Motivation** [| | |]

KRAFTTRAINING

Übung	Satz 1	Satz 2	Satz 3	Satz 4	Satz 5
....	....	....	....	....	....
....	....	....	....	....	....
....	....	....	....	....	....
....	....	....	....	....	....
....	....	....	....	....	....
....	....	....	....	....	....
....	....	....	....	....	....
....	....	....	....	....	....
....	....	....	....	....	....
....	....	....	....	....	....

AUSDAUERTRAINING

FRÜHSTÜCK

Fett   Eiweiß   Kohlenhydrate   Kcal

MITTAGESSEN

Fett   Eiweiß   Kohlenhydrate   Kcal

ABENDESSEN

Fett   Eiweiß   Kohlenhydrate   Kcal

SNACKS

Fett   Eiweiß   Kohlenhydrate   Kcal

WASSER

☐ ☐ ☐ ☐ ☐ ☐ ☐ ☐ ☐

NOTIZEN

BEWERTUNG

☆ ☆ ☆ ☆ ☆

NOTIZEN

WOCHE 6

📅 Datum ________________ 🕐 Uhrzeit _______ bis _______

(Mo) (Di) (Mi) (Do) (Fr) (Sa) (So)   Motivation ▭▭▭▭

KRAFTTRAINING

Übung	Satz 1	Satz 2	Satz 3	Satz 4	Satz 5

AUSDAUERTRAINING

FRÜHSTÜCK

Fett   Eiweiß   Kohlenhydrate   Kcal

MITTAGESSEN

Fett   Eiweiß   Kohlenhydrate   Kcal

ABENDESSEN

Fett   Eiweiß   Kohlenhydrate   Kcal

SNACKS

Fett   Eiweiß   Kohlenhydrate   Kcal

WASSER

▯ ▯ ▯ ▯ ▯ ▯ ▯ ▯

NOTIZEN

BEWERTUNG

☆ ☆ ☆ ☆ ☆

WOCHE 6

Datum ________________ Uhrzeit______ bis______

(Mo) (Di) (Mi) (Do) (Fr) (Sa) (So)   Motivation

KRAFTTRAINING

Übung	Satz 1	Satz 2	Satz 3	Satz 4	Satz 5

AUSDAUERTRAINING

FRÜHSTÜCK

Fett   Eiweiß   Kohlenhydrate   Kcal

MITTAGESSEN

Fett   Eiweiß   Kohlenhydrate   Kcal

ABENDESSEN

Fett   Eiweiß   Kohlenhydrate   Kcal

SNACKS

Fett   Eiweiß   Kohlenhydrate   Kcal

WASSER

NOTIZEN

BEWERTUNG
☆ ☆ ☆ ☆ ☆

WOCHE 6

Datum ________________ **Uhrzeit** ________ **bis** ________

(Mo) (Di) (Mi) (Do) (Fr) (Sa) (So)   **Motivation** [| | |]

KRAFTTRAINING

Übung	Satz 1	Satz 2	Satz 3	Satz 4	Satz 5

AUSDAUERTRAINING

FRÜHSTÜCK

Fett   Eiweiß   Kohlenhydrate   Kcal

MITTAGESSEN

Fett   Eiweiß   Kohlenhydrate   Kcal

ABENDESSEN

Fett   Eiweiß   Kohlenhydrate   Kcal

SNACKS

Fett   Eiweiß   Kohlenhydrate   Kcal

WASSER

NOTIZEN

BEWERTUNG

☆ ☆ ☆ ☆ ☆

WOCHE 6

Datum _________________ **Uhrzeit** _______ **bis** _______

(Mo) (Di) (Mi) (Do) (Fr) (Sa) (So)   **Motivation**

KRAFTTRAINING

Übung	Satz 1	Satz 2	Satz 3	Satz 4	Satz 5

AUSDAUERTRAINING

FRÜHSTÜCK

Fett   Eiweiß   Kohlenhydrate   Kcal

MITTAGESSEN

Fett   Eiweiß   Kohlenhydrate   Kcal

ABENDESSEN

Fett   Eiweiß   Kohlenhydrate   Kcal

SNACKS

Fett   Eiweiß   Kohlenhydrate   Kcal

WASSER

NOTIZEN

BEWERTUNG
☆ ☆ ☆ ☆ ☆

WOCHE 6

Datum _________________ **Uhrzeit** _______ **bis** _______

(Mo) (Di) (Mi) (Do) (Fr) (Sa) (So)   **Motivation** ☐☐☐☐

— KRAFTTRAINING —

Übung	Satz 1	Satz 2	Satz 3	Satz 4	Satz 5

— AUSDAUERTRAINING —

— FRÜHSTÜCK —

Fett   Eiweiß   Kohlenhydrate   Kcal

— MITTAGESSEN —

Fett   Eiweiß   Kohlenhydrate   Kcal

— ABENDESSEN —

Fett   Eiweiß   Kohlenhydrate   Kcal

— SNACKS —

Fett   Eiweiß   Kohlenhydrate   Kcal

WASSER

☐☐☐☐☐☐☐☐☐

— NOTIZEN —

BEWERTUNG

☆☆☆☆☆

WOCHE 6

Datum _______________ Uhrzeit_______ bis_______

(Mo) (Di) (Mi) (Do) (Fr) (Sa) (So) Motivation [| | |]

KRAFTTRAINING

Übung	Satz 1	Satz 2	Satz 3	Satz 4	Satz 5

AUSDAUERTRAINING

FRÜHSTÜCK

Fett   Eiweiß   Kohlenhydrate   Kcal

MITTAGESSEN

Fett   Eiweiß   Kohlenhydrate   Kcal

ABENDESSEN

Fett   Eiweiß   Kohlenhydrate   Kcal

SNACKS

Fett   Eiweiß   Kohlenhydrate   Kcal

WASSER

NOTIZEN

BEWERTUNG

☆ ☆ ☆ ☆ ☆

WOCHE 6

📅 Datum _________________ 🕐 Uhrzeit_______ bis_______

(Mo) (Di) (Mi) (Do) (Fr) (Sa) (So)   Motivation [| | |]

KRAFTTRAINING

Übung	Satz 1	Satz 2	Satz 3	Satz 4	Satz 5

AUSDAUERTRAINING

FRÜHSTÜCK

Fett   Eiweiß   Kohlenhydrate   Kcal

MITTAGESSEN

Fett   Eiweiß   Kohlenhydrate   Kcal

ABENDESSEN

Fett   Eiweiß   Kohlenhydrate   Kcal

SNACKS

Fett   Eiweiß   Kohlenhydrate   Kcal

WASSER

☐ ☐ ☐ ☐ ☐ ☐ ☐ ☐ ☐

NOTIZEN

BEWERTUNG

☆ ☆ ☆ ☆ ☆

NOTIZEN

WOCHE 7

📅 Datum ________________ 🕐 Uhrzeit______ bis______

(Mo) (Di) (Mi) (Do) (Fr) (Sa) (So) Motivation ▭▭▭▭

KRAFTTRAINING

Übung	Satz 1	Satz 2	Satz 3	Satz 4	Satz 5

AUSDAUERTRAINING

FRÜHSTÜCK

Fett   Eiweiß   Kohlenhydrate   Kcal

MITTAGESSEN

Fett   Eiweiß   Kohlenhydrate   Kcal

ABENDESSEN

Fett   Eiweiß   Kohlenhydrate   Kcal

SNACKS

Fett   Eiweiß   Kohlenhydrate   Kcal

WASSER

☐ ☐ ☐ ☐ ☐ ☐ ☐ ☐ ☐

NOTIZEN

BEWERTUNG

☆ ☆ ☆ ☆ ☆

WOCHE 7

Datum _______________ **Uhrzeit** _______ **bis** _______

(Mo) (Di) (Mi) (Do) (Fr) (Sa) (So)　　**Motivation** ⬡

KRAFTTRAINING

Übung	Satz 1	Satz 2	Satz 3	Satz 4	Satz 5

AUSDAUERTRAINING

FRÜHSTÜCK

Fett　　Eiweiß　　Kohlenhydrate　　Kcal

MITTAGESSEN

Fett　　Eiweiß　　Kohlenhydrate　　Kcal

ABENDESSEN

Fett　　Eiweiß　　Kohlenhydrate　　Kcal

SNACKS

Fett　　Eiweiß　　Kohlenhydrate　　Kcal

WASSER

▯ ▯ ▯ ▯ ▯ ▯ ▯ ▯ ▯

NOTIZEN

BEWERTUNG

☆ ☆ ☆ ☆ ☆

WOCHE 7

📅 Datum _________________ 🕐 Uhrzeit ______ bis ______

(Mo) (Di) (Mi) (Do) (Fr) (Sa) (So) Motivation ▭▭▭▭

KRAFTTRAINING

Übung	Satz 1	Satz 2	Satz 3	Satz 4	Satz 5
......	......	......	......	......	......
......	......	......	......	......	......
......	......	......	......	......	......
......	......	......	......	......	......
......	......	......	......	......	......
......	......	......	......	......	......
......	......	......	......	......	......
......	......	......	......	......	......
......	......	......	......	......	......

AUSDAUERTRAINING

FRÜHSTÜCK

Fett · Eiweiß · Kohlenhydrate · Kcal

MITTAGESSEN

Fett · Eiweiß · Kohlenhydrate · Kcal

ABENDESSEN

Fett · Eiweiß · Kohlenhydrate · Kcal

SNACKS

Fett · Eiweiß · Kohlenhydrate · Kcal

WASSER

▭▭▭▭▭▭▭▭

NOTIZEN

BEWERTUNG

☆☆☆☆☆

WOCHE 7

Datum _______________ **Uhrzeit**_______ **bis**_______

(Mo)(Di)(Mi)(Do)(Fr)(Sa)(So)   Motivation

KRAFTTRAINING

Übung	Satz 1	Satz 2	Satz 3	Satz 4	Satz 5

AUSDAUERTRAINING

FRÜHSTÜCK

Fett   Eiweiß   Kohlenhydrate   Kcal

MITTAGESSEN

Fett   Eiweiß   Kohlenhydrate   Kcal

ABENDESSEN

Fett   Eiweiß   Kohlenhydrate   Kcal

SNACKS

Fett   Eiweiß   Kohlenhydrate   Kcal

WASSER

NOTIZEN

BEWERTUNG

WOCHE 7

Datum __________________ **Uhrzeit** _______ bis _______

(Mo) (Di) (Mi) (Do) (Fr) (Sa) (So)   **Motivation** ⬜⬜⬜⬜

KRAFTTRAINING

Übung	Satz 1	Satz 2	Satz 3	Satz 4	Satz 5

AUSDAUERTRAINING

FRÜHSTÜCK

Fett   Eiweiß   Kohlenhydrate   Kcal

MITTAGESSEN

Fett   Eiweiß   Kohlenhydrate   Kcal

ABENDESSEN

Fett   Eiweiß   Kohlenhydrate   Kcal

SNACKS

Fett   Eiweiß   Kohlenhydrate   Kcal

WASSER

⬜⬜⬜⬜⬜⬜⬜⬜⬜⬜

NOTIZEN

BEWERTUNG

☆☆☆☆☆

WOCHE 7

Datum __________________ **Uhrzeit** ________ bis ________

(Mo) (Di) (Mi) (Do) (Fr) (Sa) (So) **Motivation** [| | |]

KRAFTTRAINING

Übung	Satz 1	Satz 2	Satz 3	Satz 4	Satz 5

AUSDAUERTRAINING

FRÜHSTÜCK

Fett　　Eiweiß　　Kohlenhydrate　　Kcal

MITTAGESSEN

Fett　　Eiweiß　　Kohlenhydrate　　Kcal

ABENDESSEN

Fett　　Eiweiß　　Kohlenhydrate　　Kcal

SNACKS

Fett　　Eiweiß　　Kohlenhydrate　　Kcal

WASSER

NOTIZEN

BEWERTUNG

☆ ☆ ☆ ☆ ☆

WOCHE 7

📅 Datum _________________ 🕐 Uhrzeit________ bis________

(Mo) (Di) (Mi) (Do) (Fr) (Sa) (So)   Motivation [| | |]

KRAFTTRAINING

Übung	Satz 1	Satz 2	Satz 3	Satz 4	Satz 5

AUSDAUERTRAINING

FRÜHSTÜCK

Fett   Eiweiß   Kohlenhydrate   Kcal

MITTAGESSEN

Fett   Eiweiß   Kohlenhydrate   Kcal

ABENDESSEN

Fett   Eiweiß   Kohlenhydrate   Kcal

SNACKS

Fett   Eiweiß   Kohlenhydrate   Kcal

WASSER

NOTIZEN

BEWERTUNG

☆ ☆ ☆ ☆ ☆

NOTIZEN

WOCHE 8

Datum _________________ **Uhrzeit** _______ **bis** _______

(Mo) (Di) (Mi) (Do) (Fr) (Sa) (So)   **Motivation**

KRAFTTRAINING

Übung	Satz 1	Satz 2	Satz 3	Satz 4	Satz 5

AUSDAUERTRAINING

FRÜHSTÜCK

Fett   Eiweiß   Kohlenhydrate   Kcal

MITTAGESSEN

Fett   Eiweiß   Kohlenhydrate   Kcal

ABENDESSEN

Fett   Eiweiß   Kohlenhydrate   Kcal

SNACKS

Fett   Eiweiß   Kohlenhydrate   Kcal

WASSER

NOTIZEN

BEWERTUNG

WOCHE 8

Datum _______________ 🕐 **Uhrzeit** _______ bis _______

(Mo) (Di) (Mi) (Do) (Fr) (Sa) (So)   Motivation ▭▭▭▭

KRAFTTRAINING

Übung	Satz 1	Satz 2	Satz 3	Satz 4	Satz 5

AUSDAUERTRAINING

FRÜHSTÜCK

Fett   Eiweiß   Kohlenhydrate   Kcal

MITTAGESSEN

Fett   Eiweiß   Kohlenhydrate   Kcal

ABENDESSEN

Fett   Eiweiß   Kohlenhydrate   Kcal

SNACKS

Fett   Eiweiß   Kohlenhydrate   Kcal

WASSER

▯ ▯ ▯ ▯ ▯ ▯ ▯ ▯ ▯

NOTIZEN

BEWERTUNG

☆ ☆ ☆ ☆ ☆

WOCHE 8

Datum _______________ **Uhrzeit** _______ **bis** _______

(Mo) (Di) (Mi) (Do) (Fr) (Sa) (So)   **Motivation** ▢▢▢

KRAFTTRAINING

Übung	Satz 1	Satz 2	Satz 3	Satz 4	Satz 5

AUSDAUERTRAINING

FRÜHSTÜCK

Fett   Eiweiß   Kohlenhydrate   Kcal

MITTAGESSEN

Fett   Eiweiß   Kohlenhydrate   Kcal

ABENDESSEN

Fett   Eiweiß   Kohlenhydrate   Kcal

SNACKS

Fett   Eiweiß   Kohlenhydrate   Kcal

WASSER

▢ ▢ ▢ ▢ ▢ ▢ ▢ ▢ ▢ ▢

NOTIZEN

BEWERTUNG

☆ ☆ ☆ ☆ ☆

WOCHE 8

📅 Datum _________________ 🕐 Uhrzeit______ bis______

(Mo)(Di)(Mi)(Do)(Fr)(Sa)(So)   Motivation ⬛▢▢▢

KRAFTTRAINING

Übung	Satz 1	Satz 2	Satz 3	Satz 4	Satz 5

AUSDAUERTRAINING

FRÜHSTÜCK

Fett   Eiweiß   Kohlenhydrate   Kcal

MITTAGESSEN

Fett   Eiweiß   Kohlenhydrate   Kcal

ABENDESSEN

Fett   Eiweiß   Kohlenhydrate   Kcal

SNACKS

Fett   Eiweiß   Kohlenhydrate   Kcal

WASSER

▢ ▢ ▢ ▢ ▢ ▢ ▢ ▢ ▢ ▢

NOTIZEN

BEWERTUNG

☆ ☆ ☆ ☆ ☆

WOCHE 8

Datum _________________ **Uhrzeit** _______ bis _______

(Mo) (Di) (Mi) (Do) (Fr) (Sa) (So)   **Motivation**

KRAFTTRAINING

Übung	Satz 1	Satz 2	Satz 3	Satz 4	Satz 5

AUSDAUERTRAINING

FRÜHSTÜCK

Fett   Eiweiß   Kohlenhydrate   Kcal

MITTAGESSEN

Fett   Eiweiß   Kohlenhydrate   Kcal

ABENDESSEN

Fett   Eiweiß   Kohlenhydrate   Kcal

SNACKS

Fett   Eiweiß   Kohlenhydrate   Kcal

WASSER

NOTIZEN

BEWERTUNG

☆ ☆ ☆ ☆ ☆

WOCHE 8

📅 Datum _________________ 🕐 Uhrzeit________ bis______

(Mo) (Di) (Mi) (Do) (Fr) (Sa) (So)   Motivation ⊂▭▭▭▭▭▭⊃

— KRAFTTRAINING —

Übung	Satz 1	Satz 2	Satz 3	Satz 4	Satz 5

— AUSDAUERTRAINING —

⌐ FRÜHSTÜCK ⌐

Fett   Eiweiß   Kohlenhydrate   Kcal

⌐ MITTAGESSEN ⌐

Fett   Eiweiß   Kohlenhydrate   Kcal

⌐ ABENDESSEN ⌐

Fett   Eiweiß   Kohlenhydrate   Kcal

⌐ SNACKS ⌐

Fett   Eiweiß   Kohlenhydrate   Kcal

WASSER

▯ ▯ ▯ ▯ ▯ ▯ ▯ ▯ ▯

⌐ NOTIZEN ⌐

BEWERTUNG

☆ ☆ ☆ ☆ ☆

WOCHE 8

Datum _______________ **Uhrzeit** _______ **bis** _______

(Mo) (Di) (Mi) (Do) (Fr) (Sa) (So) **Motivation** ☐☐☐☐

— KRAFTTRAINING —

Übung	Satz 1	Satz 2	Satz 3	Satz 4	Satz 5

— AUSDAUERTRAINING —

— FRÜHSTÜCK —

Fett   Eiweiß   Kohlenhydrate   Kcal

— MITTAGESSEN —

Fett   Eiweiß   Kohlenhydrate   Kcal

— ABENDESSEN —

Fett   Eiweiß   Kohlenhydrate   Kcal

— SNACKS —

Fett   Eiweiß   Kohlenhydrate   Kcal

WASSER

☐☐☐☐☐☐☐☐☐

— NOTIZEN —

BEWERTUNG

☆☆☆☆☆

NOTIZEN

WOCHE 9

📅 Datum _________________ 🕐 Uhrzeit________ bis________

(Mo) (Di) (Mi) (Do) (Fr) (Sa) (So)   Motivation ☐☐☐☐

KRAFTTRAINING

Übung	Satz 1	Satz 2	Satz 3	Satz 4	Satz 5

AUSDAUERTRAINING

FRÜHSTÜCK

Fett   Eiweiß   Kohlenhydrate   Kcal

MITTAGESSEN

Fett   Eiweiß   Kohlenhydrate   Kcal

ABENDESSEN

Fett   Eiweiß   Kohlenhydrate   Kcal

SNACKS

Fett   Eiweiß   Kohlenhydrate   Kcal

WASSER

☐☐☐☐☐☐☐☐☐

NOTIZEN

BEWERTUNG

☆☆☆☆☆

WOCHE 9

Datum _________________ Uhrzeit______ bis______

(Mo) (Di) (Mi) (Do) (Fr) (Sa) (So)   Motivation

KRAFTTRAINING

Übung	Satz 1	Satz 2	Satz 3	Satz 4	Satz 5

AUSDAUERTRAINING

FRÜHSTÜCK

Fett   Eiweiß   Kohlenhydrate   Kcal

MITTAGESSEN

Fett   Eiweiß   Kohlenhydrate   Kcal

ABENDESSEN

Fett   Eiweiß   Kohlenhydrate   Kcal

SNACKS

Fett   Eiweiß   Kohlenhydrate   Kcal

WASSER

NOTIZEN

BEWERTUNG

WOCHE 9

Datum _________________ Uhrzeit _______ bis _______

(Mo) (Di) (Mi) (Do) (Fr) (Sa) (So) Motivation

KRAFTTRAINING

Übung	Satz 1	Satz 2	Satz 3	Satz 4	Satz 5

AUSDAUERTRAINING

FRÜHSTÜCK

Fett   Eiweiß   Kohlenhydrate   Kcal

MITTAGESSEN

Fett   Eiweiß   Kohlenhydrate   Kcal

ABENDESSEN

Fett   Eiweiß   Kohlenhydrate   Kcal

SNACKS

Fett   Eiweiß   Kohlenhydrate   Kcal

WASSER

NOTIZEN

BEWERTUNG

WOCHE 9

Datum _________________ **Uhrzeit** _______ bis _______

(Mo) (Di) (Mi) (Do) (Fr) (Sa) (So)   Motivation ⬜⬜⬜⬜

KRAFTTRAINING

Übung	Satz 1	Satz 2	Satz 3	Satz 4	Satz 5

AUSDAUERTRAINING

FRÜHSTÜCK

Fett · Eiweiß · Kohlenhydrate · Kcal

MITTAGESSEN

Fett · Eiweiß · Kohlenhydrate · Kcal

ABENDESSEN

Fett · Eiweiß · Kohlenhydrate · Kcal

SNACKS

Fett · Eiweiß · Kohlenhydrate · Kcal

WASSER

⬜⬜⬜⬜⬜⬜⬜⬜⬜

NOTIZEN

BEWERTUNG

☆☆☆☆☆

WOCHE 9

Datum _________________ **Uhrzeit** _______ **bis** _______

(Mo) (Di) (Mi) (Do) (Fr) (Sa) (So)   **Motivation** [| | |]

KRAFTTRAINING

Übung	Satz 1	Satz 2	Satz 3	Satz 4	Satz 5

AUSDAUERTRAINING

FRÜHSTÜCK

Fett — Eiweiß — Kohlenhydrate — Kcal

MITTAGESSEN

Fett — Eiweiß — Kohlenhydrate — Kcal

ABENDESSEN

Fett — Eiweiß — Kohlenhydrate — Kcal

SNACKS

Fett — Eiweiß — Kohlenhydrate — Kcal

WASSER

☐ ☐ ☐ ☐ ☐ ☐ ☐ ☐ ☐

NOTIZEN

BEWERTUNG

☆ ☆ ☆ ☆ ☆

WOCHE 9

📅 Datum _______________ 🕐 Uhrzeit______ bis______

(Mo) (Di) (Mi) (Do) (Fr) (Sa) (So)   Motivation ▭▭▭▭

KRAFTTRAINING

Übung	Satz 1	Satz 2	Satz 3	Satz 4	Satz 5

AUSDAUERTRAINING

FRÜHSTÜCK

Fett   Eiweiß   Kohlenhydrate   Kcal

MITTAGESSEN

Fett   Eiweiß   Kohlenhydrate   Kcal

ABENDESSEN

Fett   Eiweiß   Kohlenhydrate   Kcal

SNACKS

Fett   Eiweiß   Kohlenhydrate   Kcal

WASSER

▢ ▢ ▢ ▢ ▢ ▢ ▢ ▢ ▢

NOTIZEN

BEWERTUNG

☆ ☆ ☆ ☆ ☆

WOCHE 9

Datum _______________ **Uhrzeit** _______ bis _______

(Mo) (Di) (Mi) (Do) (Fr) (Sa) (So)   Motivation ▭▭▭▭

KRAFTTRAINING

Übung	Satz 1	Satz 2	Satz 3	Satz 4	Satz 5

AUSDAUERTRAINING

FRÜHSTÜCK

Fett   Eiweiß   Kohlenhydrate   Kcal

MITTAGESSEN

Fett   Eiweiß   Kohlenhydrate   Kcal

ABENDESSEN

Fett   Eiweiß   Kohlenhydrate   Kcal

SNACKS

Fett   Eiweiß   Kohlenhydrate   Kcal

WASSER

▭ ▭ ▭ ▭ ▭ ▭ ▭ ▭ ▭

NOTIZEN

BEWERTUNG

☆ ☆ ☆ ☆ ☆

NOTIZEN

WOCHE 10

📅 Datum _________________ 🕐 Uhrzeit_______ bis_______

(Mo) (Di) (Mi) (Do) (Fr) (Sa) (So)   Motivation [| | |]

KRAFTTRAINING

Übung	Satz 1	Satz 2	Satz 3	Satz 4	Satz 5

AUSDAUERTRAINING

FRÜHSTÜCK

Fett   Eiweiß   Kohlenhydrate   Kcal

MITTAGESSEN

Fett   Eiweiß   Kohlenhydrate   Kcal

ABENDESSEN

Fett   Eiweiß   Kohlenhydrate   Kcal

SNACKS

Fett   Eiweiß   Kohlenhydrate   Kcal

WASSER

NOTIZEN

BEWERTUNG

☆ ☆ ☆ ☆ ☆

WOCHE 10

Datum _______________ **Uhrzeit** _______ **bis** _______

(Mo)(Di)(Mi)(Do)(Fr)(Sa)(So)   Motivation ☐☐☐☐

KRAFTTRAINING

Übung	Satz 1	Satz 2	Satz 3	Satz 4	Satz 5

AUSDAUERTRAINING

FRÜHSTÜCK

Fett   Eiweiß   Kohlenhydrate   Kcal

MITTAGESSEN

Fett   Eiweiß   Kohlenhydrate   Kcal

ABENDESSEN

Fett   Eiweiß   Kohlenhydrate   Kcal

SNACKS

Fett   Eiweiß   Kohlenhydrate   Kcal

WASSER

☐☐☐☐☐☐☐☐☐

NOTIZEN

BEWERTUNG

☆☆☆☆☆

WOCHE 10

Datum _______________ **Uhrzeit** ______ bis ______

(Mo) (Di) (Mi) (Do) (Fr) (Sa) (So) Motivation

KRAFTTRAINING

Übung	Satz 1	Satz 2	Satz 3	Satz 4	Satz 5

AUSDAUERTRAINING

FRÜHSTÜCK

Fett   Eiweiß   Kohlenhydrate   Kcal

MITTAGESSEN

Fett   Eiweiß   Kohlenhydrate   Kcal

ABENDESSEN

Fett   Eiweiß   Kohlenhydrate   Kcal

SNACKS

Fett   Eiweiß   Kohlenhydrate   Kcal

WASSER

NOTIZEN

BEWERTUNG

☆ ☆ ☆ ☆ ☆

WOCHE 10

Datum __________________ Uhrzeit________ bis________

(Mo) (Di) (Mi) (Do) (Fr) (Sa) (So)   Motivation

KRAFTTRAINING

Übung	Satz 1	Satz 2	Satz 3	Satz 4	Satz 5

AUSDAUERTRAINING

FRÜHSTÜCK

Fett   Eiweiß   Kohlenhydrate   Kcal

MITTAGESSEN

Fett   Eiweiß   Kohlenhydrate   Kcal

ABENDESSEN

Fett   Eiweiß   Kohlenhydrate   Kcal

SNACKS

Fett   Eiweiß   Kohlenhydrate   Kcal

WASSER

NOTIZEN

BEWERTUNG

WOCHE 10

Datum _______________   **Uhrzeit** _______ bis _______

(Mo) (Di) (Mi) (Do) (Fr) (Sa) (So)   Motivation ▭▭▭▭

KRAFTTRAINING

Übung	Satz 1	Satz 2	Satz 3	Satz 4	Satz 5

AUSDAUERTRAINING

FRÜHSTÜCK

Fett   Eiweiß   Kohlenhydrate   Kcal

MITTAGESSEN

Fett   Eiweiß   Kohlenhydrate   Kcal

ABENDESSEN

Fett   Eiweiß   Kohlenhydrate   Kcal

SNACKS

Fett   Eiweiß   Kohlenhydrate   Kcal

WASSER

▯ ▯ ▯ ▯ ▯ ▯ ▯ ▯ ▯

NOTIZEN

BEWERTUNG

☆ ☆ ☆ ☆ ☆

WOCHE 10

Datum ________________ Uhrzeit ________ bis ________

(Mo) (Di) (Mi) (Do) (Fr) (Sa) (So)   Motivation

KRAFTTRAINING

Übung	Satz 1	Satz 2	Satz 3	Satz 4	Satz 5

AUSDAUERTRAINING

FRÜHSTÜCK

Fett   Eiweiß   Kohlenhydrate   Kcal

MITTAGESSEN

Fett   Eiweiß   Kohlenhydrate   Kcal

ABENDESSEN

Fett   Eiweiß   Kohlenhydrate   Kcal

SNACKS

Fett   Eiweiß   Kohlenhydrate   Kcal

WASSER

NOTIZEN

BEWERTUNG
☆ ☆ ☆ ☆ ☆

WOCHE 10

Datum _________________ Uhrzeit _______ bis _______

(Mo) (Di) (Mi) (Do) (Fr) (Sa) (So)   Motivation

KRAFTTRAINING

Übung	Satz 1	Satz 2	Satz 3	Satz 4	Satz 5

AUSDAUERTRAINING

FRÜHSTÜCK

Fett   Eiweiß   Kohlenhydrate   Kcal

MITTAGESSEN

Fett   Eiweiß   Kohlenhydrate   Kcal

ABENDESSEN

Fett   Eiweiß   Kohlenhydrate   Kcal

SNACKS

Fett   Eiweiß   Kohlenhydrate   Kcal

WASSER

NOTIZEN

BEWERTUNG

☆ ☆ ☆ ☆ ☆

NOTIZEN

WOCHE 11

Datum _________________ 🕐 **Uhrzeit** _______ bis _______

(Mo) (Di) (Mi) (Do) (Fr) (Sa) (So)　　**Motivation** ▭▭▭▭

KRAFTTRAINING

Übung	Satz 1	Satz 2	Satz 3	Satz 4	Satz 5

AUSDAUERTRAINING

FRÜHSTÜCK

Fett　　Eiweiß　　Kohlenhydrate　　Kcal

MITTAGESSEN

Fett　　Eiweiß　　Kohlenhydrate　　Kcal

ABENDESSEN

Fett　　Eiweiß　　Kohlenhydrate　　Kcal

SNACKS

Fett　　Eiweiß　　Kohlenhydrate　　Kcal

WASSER

▯ ▯ ▯ ▯ ▯ ▯ ▯ ▯ ▯ ▯

NOTIZEN

BEWERTUNG

☆ ☆ ☆ ☆ ☆

WOCHE 11

📅 Datum _______________   🕐 Uhrzeit _______ bis _____

(Mo) (Di) (Mi) (Do) (Fr) (Sa) (So)   Motivation

KRAFTTRAINING

Übung	Satz 1	Satz 2	Satz 3	Satz 4	Satz 5

AUSDAUERTRAINING

FRÜHSTÜCK

Fett   Eiweiß   Kohlenhydrate   Kcal

MITTAGESSEN

Fett   Eiweiß   Kohlenhydrate   Kcal

ABENDESSEN

Fett   Eiweiß   Kohlenhydrate   Kcal

SNACKS

Fett   Eiweiß   Kohlenhydrate   Kcal

WASSER

NOTIZEN

BEWERTUNG
☆ ☆ ☆ ☆ ☆

WOCHE 11

Datum _______________ **Uhrzeit** _______ bis _______

(Mo) (Di) (Mi) (Do) (Fr) (Sa) (So)   Motivation

KRAFTTRAINING

Übung	Satz 1	Satz 2	Satz 3	Satz 4	Satz 5

AUSDAUERTRAINING

FRÜHSTÜCK

Fett   Eiweiß   Kohlenhydrate   Kcal

MITTAGESSEN

Fett   Eiweiß   Kohlenhydrate   Kcal

ABENDESSEN

Fett   Eiweiß   Kohlenhydrate   Kcal

SNACKS

Fett   Eiweiß   Kohlenhydrate   Kcal

WASSER

NOTIZEN

BEWERTUNG

☆ ☆ ☆ ☆ ☆

WOCHE 11

Datum _______________ Uhrzeit _______ bis _______

(Mo) (Di) (Mi) (Do) (Fr) (Sa) (So)   Motivation ⬚⬚⬚

— KRAFTTRAINING —

Übung	Satz 1	Satz 2	Satz 3	Satz 4	Satz 5

— AUSDAUERTRAINING —

— FRÜHSTÜCK —

Fett   Eiweiß   Kohlenhydrate   Kcal

— MITTAGESSEN —

Fett   Eiweiß   Kohlenhydrate   Kcal

— ABENDESSEN —

Fett   Eiweiß   Kohlenhydrate   Kcal

— SNACKS —

Fett   Eiweiß   Kohlenhydrate   Kcal

WASSER

— NOTIZEN —

BEWERTUNG
☆ ☆ ☆ ☆ ☆

WOCHE 11

Datum _______________ Uhrzeit_______ bis_______

(Mo) (Di) (Mi) (Do) (Fr) (Sa) (So) Motivation

KRAFTTRAINING

Übung	Satz 1	Satz 2	Satz 3	Satz 4	Satz 5

AUSDAUERTRAINING

FRÜHSTÜCK

Fett   Eiweiß   Kohlenhydrate   Kcal

MITTAGESSEN

Fett   Eiweiß   Kohlenhydrate   Kcal

ABENDESSEN

Fett   Eiweiß   Kohlenhydrate   Kcal

SNACKS

Fett   Eiweiß   Kohlenhydrate   Kcal

WASSER

NOTIZEN

BEWERTUNG

WOCHE 11

📅 Datum _______________ 🕐 Uhrzeit _______ bis _______

(Mo) (Di) (Mi) (Do) (Fr) (Sa) (So)   Motivation ⬚⬚⬚

KRAFTTRAINING

Übung	Satz 1	Satz 2	Satz 3	Satz 4	Satz 5

AUSDAUERTRAINING

FRÜHSTÜCK

Fett   Eiweiß   Kohlenhydrate   Kcal

MITTAGESSEN

Fett   Eiweiß   Kohlenhydrate   Kcal

ABENDESSEN

Fett   Eiweiß   Kohlenhydrate   Kcal

SNACKS

Fett   Eiweiß   Kohlenhydrate   Kcal

WASSER

▢ ▢ ▢ ▢ ▢ ▢ ▢ ▢ ▢

NOTIZEN

BEWERTUNG

☆ ☆ ☆ ☆ ☆

WOCHE 11

Datum _______________ **Uhrzeit** _______ bis _______

(Mo) (Di) (Mi) (Do) (Fr) (Sa) (So)   Motivation ▢▢▢▢

KRAFTTRAINING

Übung	Satz 1	Satz 2	Satz 3	Satz 4	Satz 5

AUSDAUERTRAINING

FRÜHSTÜCK

Fett Eiweiß Kohlenhydrate Kcal

MITTAGESSEN

Fett Eiweiß Kohlenhydrate Kcal

ABENDESSEN

Fett Eiweiß Kohlenhydrate Kcal

SNACKS

Fett Eiweiß Kohlenhydrate Kcal

WASSER

▢▢▢▢▢▢▢▢▢

NOTIZEN

BEWERTUNG

☆☆☆☆☆

NOTIZEN

WOCHE 12

📅 Datum _________________ 🕐 Uhrzeit________ bis________

(Mo) (Di) (Mi) (Do) (Fr) (Sa) (So)   Motivation [| | |]

KRAFTTRAINING

Übung	Satz 1	Satz 2	Satz 3	Satz 4	Satz 5

AUSDAUERTRAINING

FRÜHSTÜCK

Fett　Eiweiß　Kohlenhydrate　Kcal

MITTAGESSEN

Fett　Eiweiß　Kohlenhydrate　Kcal

ABENDESSEN

Fett　Eiweiß　Kohlenhydrate　Kcal

SNACKS

Fett　Eiweiß　Kohlenhydrate　Kcal

WASSER

NOTIZEN

BEWERTUNG

☆ ☆ ☆ ☆ ☆

WOCHE 12

Datum _________________ **Uhrzeit** _______ bis _______

(Mo) (Di) (Mi) (Do) (Fr) (Sa) (So)   Motivation

KRAFTTRAINING

Übung	Satz 1	Satz 2	Satz 3	Satz 4	Satz 5

AUSDAUERTRAINING

FRÜHSTÜCK

Fett   Eiweiß   Kohlenhydrate   Kcal

MITTAGESSEN

Fett   Eiweiß   Kohlenhydrate   Kcal

ABENDESSEN

Fett   Eiweiß   Kohlenhydrate   Kcal

SNACKS

Fett   Eiweiß   Kohlenhydrate   Kcal

WASSER

NOTIZEN

BEWERTUNG

WOCHE 12

Datum _________________ Uhrzeit_______ bis______

(Mo) (Di) (Mi) (Do) (Fr) (Sa) (So) Motivation ▭▭▭

KRAFTTRAINING

Übung	Satz 1	Satz 2	Satz 3	Satz 4	Satz 5

AUSDAUERTRAINING

FRÜHSTÜCK

Fett   Eiweiß   Kohlenhydrate   Kcal

MITTAGESSEN

Fett   Eiweiß   Kohlenhydrate   Kcal

ABENDESSEN

Fett   Eiweiß   Kohlenhydrate   Kcal

SNACKS

Fett   Eiweiß   Kohlenhydrate   Kcal

WASSER

☐ ☐ ☐ ☐ ☐ ☐ ☐ ☐ ☐

NOTIZEN

BEWERTUNG

☆ ☆ ☆ ☆ ☆

WOCHE 12

Datum _______________ **Uhrzeit** _______ **bis** _______

(Mo) (Di) (Mi) (Do) (Fr) (Sa) (So)   **Motivation** ▭▯▯▯

KRAFTTRAINING

Übung	Satz 1	Satz 2	Satz 3	Satz 4	Satz 5

AUSDAUERTRAINING

FRÜHSTÜCK

Fett   Eiweiß   Kohlenhydrate   Kcal

MITTAGESSEN

Fett   Eiweiß   Kohlenhydrate   Kcal

ABENDESSEN

Fett   Eiweiß   Kohlenhydrate   Kcal

SNACKS

Fett   Eiweiß   Kohlenhydrate   Kcal

WASSER

▯ ▯ ▯ ▯ ▯ ▯ ▯ ▯ ▯ ▯

NOTIZEN

BEWERTUNG

☆ ☆ ☆ ☆ ☆

WOCHE 12

📅 Datum ________________ 🕐 Uhrzeit______ bis______

(Mo) (Di) (Mi) (Do) (Fr) (Sa) (So)   Motivation ⬚⬚⬚⬚

⌐ KRAFTTRAINING

Übung	Satz 1	Satz 2	Satz 3	Satz 4	Satz 5

⌐ AUSDAUERTRAINING

⌐ FRÜHSTÜCK

Fett   Eiweiß   Kohlenhydrate   Kcal

⌐ MITTAGESSEN

Fett   Eiweiß   Kohlenhydrate   Kcal

⌐ ABENDESSEN

Fett   Eiweiß   Kohlenhydrate   Kcal

⌐ SNACKS

Fett   Eiweiß   Kohlenhydrate   Kcal

WASSER

☐ ☐ ☐ ☐ ☐ ☐ ☐ ☐ ☐

⌐ NOTIZEN

BEWERTUNG

☆ ☆ ☆ ☆ ☆

WOCHE 2

Datum _________________ Uhrzeit _______ bis _______

(Mo) (Di) (Mi) (Do) (Fr) (Sa) (So)   Motivation

KRAFTTRAINING

Übung	Satz 1	Satz 2	Satz 3	Satz 4	Satz 5

AUSDAUERTRAINING

FRÜHSTÜCK

Fett   Eiweiß   Kohlenhydrate   Kcal

MITTAGESSEN

Fett   Eiweiß   Kohlenhydrate   Kcal

ABENDESSEN

Fett   Eiweiß   Kohlenhydrate   Kcal

SNACKS

Fett   Eiweiß   Kohlenhydrate   Kcal

WASSER

NOTIZEN

BEWERTUNG
☆ ☆ ☆ ☆ ☆

WOCHE 2

📅 Datum _________________ 🕐 Uhrzeit _______ bis _______

(Mo) (Di) (Mi) (Do) (Fr) (Sa) (So)   Motivation ⬭

KRAFTTRAINING

Übung	Satz 1	Satz 2	Satz 3	Satz 4	Satz 5

AUSDAUERTRAINING

FRÜHSTÜCK

Fett Eiweiß Kohlenhydrate Kcal

MITTAGESSEN

Fett Eiweiß Kohlenhydrate Kcal

ABENDESSEN

Fett Eiweiß Kohlenhydrate Kcal

SNACKS

Fett Eiweiß Kohlenhydrate Kcal

WASSER

☐ ☐ ☐ ☐ ☐ ☐ ☐ ☐ ☐

NOTIZEN

BEWERTUNG

☆ ☆ ☆ ☆ ☆

NOTIZEN

WOCHE 3

📅 Datum ________________   🕐 Uhrzeit______ bis______

(Mo) (Di) (Mi) (Do) (Fr) (Sa) (So)   Motivation ⬜⬜⬜⬜

KRAFTTRAINING

Übung	Satz 1	Satz 2	Satz 3	Satz 4	Satz 5

AUSDAUERTRAINING

FRÜHSTÜCK

Fett   Eiweiß   Kohlenhydrate   Kcal

MITTAGESSEN

Fett   Eiweiß   Kohlenhydrate   Kcal

ABENDESSEN

Fett   Eiweiß   Kohlenhydrate   Kcal

SNACKS

Fett   Eiweiß   Kohlenhydrate   Kcal

WASSER

⬜⬜⬜⬜⬜⬜⬜⬜⬜

NOTIZEN

BEWERTUNG

☆☆☆☆☆

WOCHE 3

Datum _______________ **Uhrzeit** _______ bis _______

(Mo)(Di)(Mi)(Do)(Fr)(Sa)(So)   **Motivation** [_____]

KRAFTTRAINING

Übung	Satz 1	Satz 2	Satz 3	Satz 4	Satz 5

AUSDAUERTRAINING

FRÜHSTÜCK

Fett   Eiweiß   Kohlenhydrate   Kcal

MITTAGESSEN

Fett   Eiweiß   Kohlenhydrate   Kcal

ABENDESSEN

Fett   Eiweiß   Kohlenhydrate   Kcal

SNACKS

Fett   Eiweiß   Kohlenhydrate   Kcal

WASSER

NOTIZEN

BEWERTUNG

☆ ☆ ☆ ☆ ☆

WOCHE 3

📅 Datum _________________ 🕐 Uhrzeit______ bis______

(Mo) (Di) (Mi) (Do) (Fr) (Sa) (So)   Motivation [| | |]

KRAFTTRAINING

Übung	Satz 1	Satz 2	Satz 3	Satz 4	Satz 5

AUSDAUERTRAINING

FRÜHSTÜCK

Fett   Eiweiß   Kohlenhydrate   Kcal

MITTAGESSEN

Fett   Eiweiß   Kohlenhydrate   Kcal

ABENDESSEN

Fett   Eiweiß   Kohlenhydrate   Kcal

SNACKS

Fett   Eiweiß   Kohlenhydrate   Kcal

WASSER

NOTIZEN

BEWERTUNG

☆ ☆ ☆ ☆ ☆

WOCHE 3

Datum ________________ Uhrzeit______ bis______

(Mo) (Di) (Mi) (Do) (Fr) (Sa) (So)   Motivation

KRAFTTRAINING

Übung	Satz 1	Satz 2	Satz 3	Satz 4	Satz 5

AUSDAUERTRAINING

FRÜHSTÜCK

Fett   Eiweiß   Kohlenhydrate   Kcal

MITTAGESSEN

Fett   Eiweiß   Kohlenhydrate   Kcal

ABENDESSEN

Fett   Eiweiß   Kohlenhydrate   Kcal

SNACKS

Fett   Eiweiß   Kohlenhydrate   Kcal

WASSER

NOTIZEN

BEWERTUNG
☆ ☆ ☆ ☆ ☆

WOCHE 3

Datum ___________________ **Uhrzeit** _______ bis _______

(Mo) (Di) (Mi) (Do) (Fr) (Sa) (So)   Motivation ⬜⬜⬜⬜

KRAFTTRAINING

Übung	Satz 1	Satz 2	Satz 3	Satz 4	Satz 5

AUSDAUERTRAINING

FRÜHSTÜCK

Fett   Eiweiß   Kohlenhydrate   Kcal

MITTAGESSEN

Fett   Eiweiß   Kohlenhydrate   Kcal

ABENDESSEN

Fett   Eiweiß   Kohlenhydrate   Kcal

SNACKS

Fett   Eiweiß   Kohlenhydrate   Kcal

WASSER

⬜⬜⬜⬜⬜⬜⬜⬜⬜

NOTIZEN

BEWERTUNG

☆☆☆☆☆

WOCHE 3

Datum __________________ **Uhrzeit** ________ bis ________

(Mo) (Di) (Mi) (Do) (Fr) (Sa) (So)

Motivation

KRAFTTRAINING

Übung	Satz 1	Satz 2	Satz 3	Satz 4	Satz 5

AUSDAUERTRAINING

FRÜHSTÜCK

Fett   Eiweiß   Kohlenhydrate   Kcal

MITTAGESSEN

Fett   Eiweiß   Kohlenhydrate   Kcal

ABENDESSEN

Fett   Eiweiß   Kohlenhydrate   Kcal

SNACKS

Fett   Eiweiß   Kohlenhydrate   Kcal

WASSER

NOTIZEN

BEWERTUNG

WOCHE 3

📅 Datum _______________ 🕐 Uhrzeit______ bis______

(Mo) (Di) (Mi) (Do) (Fr) (Sa) (So) Motivation ▢▢▢▢

KRAFTTRAINING

Übung	Satz 1	Satz 2	Satz 3	Satz 4	Satz 5
....	....	....	....	....	....
....	....	....	....	....	....
....	....	....	....	....	....
....	....	....	....	....	....
....	....	....	....	....	....
....	....	....	....	....	....
....	....	....	....	....	....
....	....	....	....	....	....
....	....	....	....	....	....
....	....	....	....	....	....

AUSDAUERTRAINING

FRÜHSTÜCK

Fett   Eiweiß   Kohlenhydrate   Kcal

MITTAGESSEN

Fett   Eiweiß   Kohlenhydrate   Kcal

ABENDESSEN

Fett   Eiweiß   Kohlenhydrate   Kcal

SNACKS

Fett   Eiweiß   Kohlenhydrate   Kcal

WASSER

▢ ▢ ▢ ▢ ▢ ▢ ▢ ▢ ▢

NOTIZEN

BEWERTUNG

☆ ☆ ☆ ☆ ☆

NOTIZEN

WOCHE 4

📅 Datum ________________ 🕐 Uhrzeit______ bis______

(Mo)(Di)(Mi)(Do)(Fr)(Sa)(So)   Motivation [| | |]

KRAFTTRAINING

Übung	Satz 1	Satz 2	Satz 3	Satz 4	Satz 5

AUSDAUERTRAINING

FRÜHSTÜCK

Fett   Eiweiß   Kohlenhydrate   Kcal

MITTAGESSEN

Fett   Eiweiß   Kohlenhydrate   Kcal

ABENDESSEN

Fett   Eiweiß   Kohlenhydrate   Kcal

SNACKS

Fett   Eiweiß   Kohlenhydrate   Kcal

WASSER

☐ ☐ ☐ ☐ ☐ ☐ ☐ ☐ ☐

NOTIZEN

BEWERTUNG

☆ ☆ ☆ ☆ ☆

WOCHE 4

Datum _______________ **Uhrzeit** _______ bis _______

(Mo)(Di)(Mi)(Do)(Fr)(Sa)(So)

Motivation [| | |]

KRAFTTRAINING

Übung	Satz 1	Satz 2	Satz 3	Satz 4	Satz 5

AUSDAUERTRAINING

FRÜHSTÜCK

Fett   Eiweiß   Kohlenhydrate   Kcal

MITTAGESSEN

Fett   Eiweiß   Kohlenhydrate   Kcal

ABENDESSEN

Fett   Eiweiß   Kohlenhydrate   Kcal

SNACKS

Fett   Eiweiß   Kohlenhydrate   Kcal

WASSER

☐ ☐ ☐ ☐ ☐ ☐ ☐ ☐ ☐ ☐

NOTIZEN

BEWERTUNG

☆ ☆ ☆ ☆ ☆

WOCHE 4

📅 Datum _________________ 🕐 Uhrzeit ________ bis ________

(Mo) (Di) (Mi) (Do) (Fr) (Sa) (So)   Motivation ⬜⬜⬜

KRAFTTRAINING

Übung	Satz 1	Satz 2	Satz 3	Satz 4	Satz 5

AUSDAUERTRAINING

FRÜHSTÜCK

Fett　　Eiweiß　　Kohlenhydrate　　Kcal

MITTAGESSEN

Fett　　Eiweiß　　Kohlenhydrate　　Kcal

ABENDESSEN

Fett　　Eiweiß　　Kohlenhydrate　　Kcal

SNACKS

Fett　　Eiweiß　　Kohlenhydrate　　Kcal

WASSER

⬜⬜⬜⬜⬜⬜⬜⬜⬜

NOTIZEN

BEWERTUNG

☆☆☆☆☆

WOCHE 4

📅 Datum _______________ 🕐 Uhrzeit_______ bis_______

(Mo) (Di) (Mi) (Do) (Fr) (Sa) (So)   Motivation ⬭⬜⬜⬜

KRAFTTRAINING

Übung	Satz 1	Satz 2	Satz 3	Satz 4	Satz 5

AUSDAUERTRAINING

FRÜHSTÜCK

Fett   Eiweiß   Kohlenhydrate   Kcal

MITTAGESSEN

Fett   Eiweiß   Kohlenhydrate   Kcal

ABENDESSEN

Fett   Eiweiß   Kohlenhydrate   Kcal

SNACKS

Fett   Eiweiß   Kohlenhydrate   Kcal

WASSER

▯ ▯ ▯ ▯ ▯ ▯ ▯ ▯ ▯

NOTIZEN

BEWERTUNG

☆ ☆ ☆ ☆ ☆

WOCHE 4

Datum _______________ **Uhrzeit** _______ **bis** _______

(Mo) (Di) (Mi) (Do) (Fr) (Sa) (So) **Motivation**

KRAFTTRAINING

Übung	Satz 1	Satz 2	Satz 3	Satz 4	Satz 5

AUSDAUERTRAINING

FRÜHSTÜCK

Fett · Eiweiß · Kohlenhydrate · Kcal

MITTAGESSEN

Fett · Eiweiß · Kohlenhydrate · Kcal

ABENDESSEN

Fett · Eiweiß · Kohlenhydrate · Kcal

SNACKS

Fett · Eiweiß · Kohlenhydrate · Kcal

WASSER

NOTIZEN

BEWERTUNG

☆ ☆ ☆ ☆ ☆

WOCHE 4

Datum _______________ **Uhrzeit** _______ **bis** _______

(Mo) (Di) (Mi) (Do) (Fr) (Sa) (So)   Motivation

KRAFTTRAINING

Übung	Satz 1	Satz 2	Satz 3	Satz 4	Satz 5

AUSDAUERTRAINING

FRÜHSTÜCK

Fett   Eiweiß   Kohlenhydrate   Kcal

MITTAGESSEN

Fett   Eiweiß   Kohlenhydrate   Kcal

ABENDESSEN

Fett   Eiweiß   Kohlenhydrate   Kcal

SNACKS

Fett   Eiweiß   Kohlenhydrate   Kcal

WASSER

NOTIZEN

BEWERTUNG

☆ ☆ ☆ ☆ ☆

WOCHE 4

📅 Datum _________________ 🕐 Uhrzeit ______ bis ______

(Mo) (Di) (Mi) (Do) (Fr) (Sa) (So) Motivation

KRAFTTRAINING

Übung	Satz 1	Satz 2	Satz 3	Satz 4	Satz 5

AUSDAUERTRAINING

FRÜHSTÜCK

Fett   Eiweiß   Kohlenhydrate   Kcal

MITTAGESSEN

Fett   Eiweiß   Kohlenhydrate   Kcal

ABENDESSEN

Fett   Eiweiß   Kohlenhydrate   Kcal

SNACKS

Fett   Eiweiß   Kohlenhydrate   Kcal

WASSER

NOTIZEN

BEWERTUNG

☆ ☆ ☆ ☆ ☆

NOTIZEN

WOCHE 5

Datum _______________ **Uhrzeit** _______ **bis** _______

(Mo) (Di) (Mi) (Do) (Fr) (Sa) (So)   **Motivation**

KRAFTTRAINING

Übung	Satz 1	Satz 2	Satz 3	Satz 4	Satz 5

AUSDAUERTRAINING

FRÜHSTÜCK

Fett   Eiweiß   Kohlenhydrate   Kcal

MITTAGESSEN

Fett   Eiweiß   Kohlenhydrate   Kcal

ABENDESSEN

Fett   Eiweiß   Kohlenhydrate   Kcal

SNACKS

Fett   Eiweiß   Kohlenhydrate   Kcal

WASSER

NOTIZEN

BEWERTUNG

☆ ☆ ☆ ☆ ☆

WOCHE 5

Datum _________________ **Uhrzeit** _______ bis _______

(Mo) (Di) (Mi) (Do) (Fr) (Sa) (So)   **Motivation** [| | |]

KRAFTTRAINING

Übung	Satz 1	Satz 2	Satz 3	Satz 4	Satz 5
....	....	....	....	....	....
....	....	....	....	....	....
....	....	....	....	....	....
....	....	....	....	....	....
....	....	....	....	....	....
....	....	....	....	....	....
....	....	....	....	....	....
....	....	....	....	....	....
....	....	....	....	....	....

AUSDAUERTRAINING

FRÜHSTÜCK

Fett   Eiweiß   Kohlenhydrate   Kcal

MITTAGESSEN

Fett   Eiweiß   Kohlenhydrate   Kcal

ABENDESSEN

Fett   Eiweiß   Kohlenhydrate   Kcal

SNACKS

Fett   Eiweiß   Kohlenhydrate   Kcal

WASSER

☐ ☐ ☐ ☐ ☐ ☐ ☐ ☐ ☐

NOTIZEN

BEWERTUNG

☆ ☆ ☆ ☆ ☆

WOCHE 5

Datum ________________ **Uhrzeit** _______ bis _______

(Mo) (Di) (Mi) (Do) (Fr) (Sa) (So)   Motivation

KRAFTTRAINING

Übung	Satz 1	Satz 2	Satz 3	Satz 4	Satz 5

AUSDAUERTRAINING

FRÜHSTÜCK

Fett   Eiweiß   Kohlenhydrate   Kcal

MITTAGESSEN

Fett   Eiweiß   Kohlenhydrate   Kcal

ABENDESSEN

Fett   Eiweiß   Kohlenhydrate   Kcal

SNACKS

Fett   Eiweiß   Kohlenhydrate   Kcal

WASSER

NOTIZEN

BEWERTUNG
☆ ☆ ☆ ☆ ☆

WOCHE 5

Datum _________________ Uhrzeit _______ bis _______

(Mo) (Di) (Mi) (Do) (Fr) (Sa) (So)   Motivation

KRAFTTRAINING

Übung	Satz 1	Satz 2	Satz 3	Satz 4	Satz 5

AUSDAUERTRAINING

FRÜHSTÜCK

Fett   Eiweiß   Kohlenhydrate   Kcal

MITTAGESSEN

Fett   Eiweiß   Kohlenhydrate   Kcal

ABENDESSEN

Fett   Eiweiß   Kohlenhydrate   Kcal

SNACKS

Fett   Eiweiß   Kohlenhydrate   Kcal

WASSER

NOTIZEN

BEWERTUNG

WOCHE 5

📅 Datum _______________ 🕐 Uhrzeit_______ bis______

(Mo) (Di) (Mi) (Do) (Fr) (Sa) (So) Motivation ☐☐☐☐

KRAFTTRAINING

Übung	Satz 1	Satz 2	Satz 3	Satz 4	Satz 5

AUSDAUERTRAINING

FRÜHSTÜCK

Fett　　Eiweiß　　Kohlenhydrate　　Kcal

MITTAGESSEN

Fett　　Eiweiß　　Kohlenhydrate　　Kcal

ABENDESSEN

Fett　　Eiweiß　　Kohlenhydrate　　Kcal

SNACKS

Fett　　Eiweiß　　Kohlenhydrate　　Kcal

WASSER

☐☐☐☐☐☐☐☐☐☐

NOTIZEN

BEWERTUNG

☆☆☆☆☆

WOCHE 5

Datum _______________ **Uhrzeit** ______ bis ______

(Mo) (Di) (Mi) (Do) (Fr) (Sa) (So)   Motivation ☐☐☐

KRAFTTRAINING

Übung	Satz 1	Satz 2	Satz 3	Satz 4	Satz 5

AUSDAUERTRAINING

FRÜHSTÜCK

Fett   Eiweiß   Kohlenhydrate   Kcal

MITTAGESSEN

Fett   Eiweiß   Kohlenhydrate   Kcal

ABENDESSEN

Fett   Eiweiß   Kohlenhydrate   Kcal

SNACKS

Fett   Eiweiß   Kohlenhydrate   Kcal

WASSER

☐ ☐ ☐ ☐ ☐ ☐ ☐ ☐ ☐ ☐

NOTIZEN

BEWERTUNG

☆ ☆ ☆ ☆ ☆

WOCHE 5

Datum _______________ **Uhrzeit** _______ **bis** _______

(Mo) (Di) (Mi) (Do) (Fr) (Sa) (So)   Motivation

KRAFTTRAINING

Übung	Satz 1	Satz 2	Satz 3	Satz 4	Satz 5

AUSDAUERTRAINING

FRÜHSTÜCK

Fett　　　Eiweiß　　　Kohlenhydrate　　　Kcal

MITTAGESSEN

Fett　　　Eiweiß　　　Kohlenhydrate　　　Kcal

ABENDESSEN

Fett　　　Eiweiß　　　Kohlenhydrate　　　Kcal

SNACKS

Fett　　　Eiweiß　　　Kohlenhydrate　　　Kcal

WASSER

NOTIZEN

BEWERTUNG

NOTIZEN

WOCHE 6

📅 Datum _______________ 🕐 Uhrzeit______ bis______

(Mo) (Di) (Mi) (Do) (Fr) (Sa) (So)   Motivation ⬚⬚⬚

KRAFTTRAINING

Übung	Satz 1	Satz 2	Satz 3	Satz 4	Satz 5

AUSDAUERTRAINING

FRÜHSTÜCK

Fett   Eiweiß   Kohlenhydrate   Kcal

MITTAGESSEN

Fett   Eiweiß   Kohlenhydrate   Kcal

ABENDESSEN

Fett   Eiweiß   Kohlenhydrate   Kcal

SNACKS

Fett   Eiweiß   Kohlenhydrate   Kcal

WASSER

▯ ▯ ▯ ▯ ▯ ▯ ▯ ▯

NOTIZEN

BEWERTUNG

☆ ☆ ☆ ☆ ☆

WOCHE 6

📅 Datum _______________ 🕐 Uhrzeit _______ bis _______

(Mo)(Di)(Mi)(Do)(Fr)(Sa)(So) Motivation [| | |]

KRAFTTRAINING

Übung	Satz 1	Satz 2	Satz 3	Satz 4	Satz 5

AUSDAUERTRAINING

FRÜHSTÜCK

Fett   Eiweiß   Kohlenhydrate   Kcal

WASSER

MITTAGESSEN

Fett   Eiweiß   Kohlenhydrate   Kcal

NOTIZEN

ABENDESSEN

Fett   Eiweiß   Kohlenhydrate   Kcal

SNACKS

Fett   Eiweiß   Kohlenhydrate   Kcal

BEWERTUNG

☆ ☆ ☆ ☆ ☆

WOCHE 6

📅 Datum _________________ 🕐 Uhrzeit ________ bis ________

(Mo) (Di) (Mi) (Do) (Fr) (Sa) (So)   Motivation ▭▭▭▭

KRAFTTRAINING

Übung	Satz 1	Satz 2	Satz 3	Satz 4	Satz 5

AUSDAUERTRAINING

FRÜHSTÜCK

Fett　　Eiweiß　　Kohlenhydrate　　Kcal

MITTAGESSEN

Fett　　Eiweiß　　Kohlenhydrate　　Kcal

ABENDESSEN

Fett　　Eiweiß　　Kohlenhydrate　　Kcal

SNACKS

Fett　　Eiweiß　　Kohlenhydrate　　Kcal

WASSER

▯ ▯ ▯ ▯ ▯ ▯ ▯ ▯ ▯

NOTIZEN

BEWERTUNG

☆ ☆ ☆ ☆ ☆

WOCHE 6

📅 Datum _______________ 🕐 Uhrzeit______ bis______

(Mo) (Di) (Mi) (Do) (Fr) (Sa) (So)   Motivation ▭▭▭▭

KRAFTTRAINING

Übung	Satz 1	Satz 2	Satz 3	Satz 4	Satz 5

AUSDAUERTRAINING

FRÜHSTÜCK

Fett   Eiweiß   Kohlenhydrate   Kcal

MITTAGESSEN

Fett   Eiweiß   Kohlenhydrate   Kcal

ABENDESSEN

Fett   Eiweiß   Kohlenhydrate   Kcal

SNACKS

Fett   Eiweiß   Kohlenhydrate   Kcal

WASSER

▯ ▯ ▯ ▯ ▯ ▯ ▯ ▯ ▯

NOTIZEN

BEWERTUNG

☆ ☆ ☆ ☆ ☆

WOCHE 6

Datum ______________________ **Uhrzeit** _______ bis _______

(Mo) (Di) (Mi) (Do) (Fr) (Sa) (So)   **Motivation**

KRAFTTRAINING

Übung	Satz 1	Satz 2	Satz 3	Satz 4	Satz 5

AUSDAUERTRAINING

FRÜHSTÜCK

Fett　　Eiweiß　　Kohlenhydrate　　Kcal

MITTAGESSEN

Fett　　Eiweiß　　Kohlenhydrate　　Kcal

ABENDESSEN

Fett　　Eiweiß　　Kohlenhydrate　　Kcal

SNACKS

Fett　　Eiweiß　　Kohlenhydrate　　Kcal

WASSER

NOTIZEN

BEWERTUNG
☆ ☆ ☆ ☆ ☆

WOCHE 6

📅 Datum _________________ 🕐 Uhrzeit ________ bis ________

(Mo) (Di) (Mi) (Do) (Fr) (Sa) (So)   Motivation ⬚⬚⬚⬚

KRAFTTRAINING

Übung	Satz 1	Satz 2	Satz 3	Satz 4	Satz 5
......	......	......	......	......	......
......	......	......	......	......	......
......	......	......	......	......	......
......	......	......	......	......	......
......	......	......	......	......	......
......	......	......	......	......	......
......	......	......	......	......	......
......	......	......	......	......	......
......	......	......	......	......	......

AUSDAUERTRAINING

FRÜHSTÜCK

Fett — Eiweiß — Kohlenhydrate — Kcal

MITTAGESSEN

Fett — Eiweiß — Kohlenhydrate — Kcal

ABENDESSEN

Fett — Eiweiß — Kohlenhydrate — Kcal

SNACKS

Fett — Eiweiß — Kohlenhydrate — Kcal

WASSER

⬚ ⬚ ⬚ ⬚ ⬚ ⬚ ⬚ ⬚ ⬚ ⬚

NOTIZEN

BEWERTUNG

☆ ☆ ☆ ☆ ☆

WOCHE 6

📅 Datum _________________ 🕐 Uhrzeit______ bis______

(Mo) (Di) (Mi) (Do) (Fr) (Sa) (So)　　Motivation ⬚⬚⬚⬚

KRAFTTRAINING

Übung	Satz 1	Satz 2	Satz 3	Satz 4	Satz 5

AUSDAUERTRAINING

FRÜHSTÜCK

Fett　　Eiweiß　　Kohlenhydrate　　Kcal

MITTAGESSEN

Fett　　Eiweiß　　Kohlenhydrate　　Kcal

ABENDESSEN

Fett　　Eiweiß　　Kohlenhydrate　　Kcal

SNACKS

Fett　　Eiweiß　　Kohlenhydrate　　Kcal

WASSER

☐ ☐ ☐ ☐ ☐ ☐ ☐ ☐ ☐

NOTIZEN

BEWERTUNG

☆ ☆ ☆ ☆ ☆

NOTIZEN

WOCHE 7

Datum _______________ Uhrzeit _______ bis _______

(Mo) (Di) (Mi) (Do) (Fr) (Sa) (So)   Motivation [| | |]

KRAFTTRAINING

Übung	Satz 1	Satz 2	Satz 3	Satz 4	Satz 5

AUSDAUERTRAINING

FRÜHSTÜCK

Fett   Eiweiß   Kohlenhydrate   Kcal

MITTAGESSEN

Fett   Eiweiß   Kohlenhydrate   Kcal

ABENDESSEN

Fett   Eiweiß   Kohlenhydrate   Kcal

SNACKS

Fett   Eiweiß   Kohlenhydrate   Kcal

WASSER

NOTIZEN

BEWERTUNG

☆ ☆ ☆ ☆ ☆

WOCHE 7

📅 Datum _____________ 🕐 Uhrzeit______ bis_____

(Mo) (Di) (Mi) (Do) (Fr) (Sa) (So)   Motivation ⬤▭▭▭▭

KRAFTTRAINING

Übung	Satz 1	Satz 2	Satz 3	Satz 4	Satz 5

AUSDAUERTRAINING

FRÜHSTÜCK

Fett   Eiweiß   Kohlenhydrate   Kcal

MITTAGESSEN

Fett   Eiweiß   Kohlenhydrate   Kcal

ABENDESSEN

Fett   Eiweiß   Kohlenhydrate   Kcal

SNACKS

Fett   Eiweiß   Kohlenhydrate   Kcal

WASSER

NOTIZEN

BEWERTUNG

☆ ☆ ☆ ☆ ☆

WOCHE 7

Datum _______________ **Uhrzeit** _______ **bis** _______

(Mo) (Di) (Mi) (Do) (Fr) (Sa) (So)   **Motivation** [| | |]

KRAFTTRAINING

Übung	Satz 1	Satz 2	Satz 3	Satz 4	Satz 5

AUSDAUERTRAINING

FRÜHSTÜCK

Fett   Eiweiß   Kohlenhydrate   Kcal

MITTAGESSEN

Fett   Eiweiß   Kohlenhydrate   Kcal

ABENDESSEN

Fett   Eiweiß   Kohlenhydrate   Kcal

SNACKS

Fett   Eiweiß   Kohlenhydrate   Kcal

WASSER

☐ ☐ ☐ ☐ ☐ ☐ ☐ ☐

NOTIZEN

BEWERTUNG

☆ ☆ ☆ ☆ ☆

WOCHE 7

Datum _______________ **Uhrzeit** ______ bis ______

(Mo)(Di)(Mi)(Do)(Fr)(Sa)(So)   Motivation ▢▢▢▢

KRAFTTRAINING

Übung	Satz 1	Satz 2	Satz 3	Satz 4	Satz 5

AUSDAUERTRAINING

FRÜHSTÜCK

Fett   Eiweiß   Kohlenhydrate   Kcal

MITTAGESSEN

Fett   Eiweiß   Kohlenhydrate   Kcal

ABENDESSEN

Fett   Eiweiß   Kohlenhydrate   Kcal

SNACKS

Fett   Eiweiß   Kohlenhydrate   Kcal

WASSER

NOTIZEN

BEWERTUNG

☆ ☆ ☆ ☆ ☆

WOCHE 7

📅 Datum ________________   🕐 Uhrzeit______ bis______

(Mo) (Di) (Mi) (Do) (Fr) (Sa) (So)   Motivation

KRAFTTRAINING

Übung	Satz 1	Satz 2	Satz 3	Satz 4	Satz 5
......	......	......	......	......	......
......	......	......	......	......	......
......	......	......	......	......	......
......	......	......	......	......	......
......	......	......	......	......	......
......	......	......	......	......	......
......	......	......	......	......	......
......	......	......	......	......	......
......	......	......	......	......	......

AUSDAUERTRAINING

FRÜHSTÜCK

Fett   Eiweiß   Kohlenhydrate   Kcal

MITTAGESSEN

Fett   Eiweiß   Kohlenhydrate   Kcal

ABENDESSEN

Fett   Eiweiß   Kohlenhydrate   Kcal

SNACKS

Fett   Eiweiß   Kohlenhydrate   Kcal

WASSER

NOTIZEN

BEWERTUNG

☆ ☆ ☆ ☆ ☆

WOCHE 7

Datum _________________ Uhrzeit _______ bis _______

(Mo) (Di) (Mi) (Do) (Fr) (Sa) (So)   Motivation

KRAFTTRAINING

Übung	Satz 1	Satz 2	Satz 3	Satz 4	Satz 5

AUSDAUERTRAINING

FRÜHSTÜCK

Fett   Eiweiß   Kohlenhydrate   Kcal

MITTAGESSEN

Fett   Eiweiß   Kohlenhydrate   Kcal

ABENDESSEN

Fett   Eiweiß   Kohlenhydrate   Kcal

SNACKS

Fett   Eiweiß   Kohlenhydrate   Kcal

WASSER

NOTIZEN

BEWERTUNG
☆ ☆ ☆ ☆ ☆

WOCHE 7

Datum _______________ **Uhrzeit** _______ **bis** _______

(Mo)(Di)(Mi)(Do)(Fr)(Sa)(So)   Motivation ▭

KRAFTTRAINING

Übung	Satz 1	Satz 2	Satz 3	Satz 4	Satz 5

AUSDAUERTRAINING

FRÜHSTÜCK

Fett   Eiweiß   Kohlenhydrate   Kcal

MITTAGESSEN

Fett   Eiweiß   Kohlenhydrate   Kcal

ABENDESSEN

Fett   Eiweiß   Kohlenhydrate   Kcal

SNACKS

Fett   Eiweiß   Kohlenhydrate   Kcal

WASSER

☐ ☐ ☐ ☐ ☐ ☐ ☐ ☐ ☐

NOTIZEN

BEWERTUNG

☆ ☆ ☆ ☆ ☆

NOTIZEN

WOCHE 8

Datum _________________ **Uhrzeit** _______ bis _______

(Mo) (Di) (Mi) (Do) (Fr) (Sa) (So)   Motivation ☐☐☐☐

KRAFTTRAINING

Übung	Satz 1	Satz 2	Satz 3	Satz 4	Satz 5

AUSDAUERTRAINING

FRÜHSTÜCK

Fett   Eiweiß   Kohlenhydrate   Kcal

MITTAGESSEN

Fett   Eiweiß   Kohlenhydrate   Kcal

ABENDESSEN

Fett   Eiweiß   Kohlenhydrate   Kcal

SNACKS

Fett   Eiweiß   Kohlenhydrate   Kcal

WASSER

☐☐☐☐☐☐☐☐☐

NOTIZEN

BEWERTUNG

☆☆☆☆☆

WOCHE 8

Datum _______________ Uhrzeit _______ bis _______

Mo Di Mi Do Fr Sa So

Motivation

KRAFTTRAINING

Übung	Satz 1	Satz 2	Satz 3	Satz 4	Satz 5

AUSDAUERTRAINING

FRÜHSTÜCK

Fett   Eiweiß   Kohlenhydrate   Kcal

MITTAGESSEN

Fett   Eiweiß   Kohlenhydrate   Kcal

ABENDESSEN

Fett   Eiweiß   Kohlenhydrate   Kcal

SNACKS

Fett   Eiweiß   Kohlenhydrate   Kcal

WASSER

NOTIZEN

BEWERTUNG

WOCHE 8

Datum ________________ Uhrzeit______ bis______

(Mo)(Di)(Mi)(Do)(Fr)(Sa)(So)   Motivation

KRAFTTRAINING

Übung	Satz 1	Satz 2	Satz 3	Satz 4	Satz 5

AUSDAUERTRAINING

FRÜHSTÜCK

Fett   Eiweiß   Kohlenhydrate   Kcal

MITTAGESSEN

Fett   Eiweiß   Kohlenhydrate   Kcal

ABENDESSEN

Fett   Eiweiß   Kohlenhydrate   Kcal

SNACKS

Fett   Eiweiß   Kohlenhydrate   Kcal

WASSER

NOTIZEN

BEWERTUNG
☆☆☆☆☆

WOCHE 8

Datum _______________ **Uhrzeit** _______ bis _______

(Mo)(Di)(Mi)(Do)(Fr)(Sa)(So)   Motivation ▭▭▭▭

KRAFTTRAINING

Übung	Satz 1	Satz 2	Satz 3	Satz 4	Satz 5

AUSDAUERTRAINING

FRÜHSTÜCK

Fett   Eiweiß   Kohlenhydrate   Kcal

MITTAGESSEN

Fett   Eiweiß   Kohlenhydrate   Kcal

ABENDESSEN

Fett   Eiweiß   Kohlenhydrate   Kcal

SNACKS

Fett   Eiweiß   Kohlenhydrate   Kcal

WASSER

☐ ☐ ☐ ☐ ☐ ☐ ☐ ☐ ☐ ☐

NOTIZEN

BEWERTUNG

☆ ☆ ☆ ☆ ☆

WOCHE 8

Datum _________________ **Uhrzeit** _______ bis _______

(Mo) (Di) (Mi) (Do) (Fr) (Sa) (So)   **Motivation** [| | |]

KRAFTTRAINING

Übung	Satz 1	Satz 2	Satz 3	Satz 4	Satz 5

AUSDAUERTRAINING

FRÜHSTÜCK

Fett   Eiweiß   Kohlenhydrate   Kcal

MITTAGESSEN

Fett   Eiweiß   Kohlenhydrate   Kcal

ABENDESSEN

Fett   Eiweiß   Kohlenhydrate   Kcal

SNACKS

Fett   Eiweiß   Kohlenhydrate   Kcal

WASSER

NOTIZEN

BEWERTUNG

☆ ☆ ☆ ☆ ☆

WOCHE 8

Datum _________________ **Uhrzeit** _______ bis _______

(Mo)(Di)(Mi)(Do)(Fr)(Sa)(So)   Motivation

KRAFTTRAINING

Übung	Satz 1	Satz 2	Satz 3	Satz 4	Satz 5

AUSDAUERTRAINING

FRÜHSTÜCK

Fett   Eiweiß   Kohlenhydrate   Kcal

MITTAGESSEN

Fett   Eiweiß   Kohlenhydrate   Kcal

ABENDESSEN

Fett   Eiweiß   Kohlenhydrate   Kcal

SNACKS

Fett   Eiweiß   Kohlenhydrate   Kcal

WASSER

NOTIZEN

BEWERTUNG

☆ ☆ ☆ ☆ ☆

WOCHE 8

📅 Datum _________________ 🕐 Uhrzeit _______ bis _______

(Mo)(Di)(Mi)(Do)(Fr)(Sa)(So)   Motivation ▭▭▭▭

— KRAFTTRAINING —

Übung	Satz 1	Satz 2	Satz 3	Satz 4	Satz 5

— AUSDAUERTRAINING —

— FRÜHSTÜCK —

Fett Eiweiß Kohlenhydrate Kcal

— MITTAGESSEN —

Fett Eiweiß Kohlenhydrate Kcal

— ABENDESSEN —

Fett Eiweiß Kohlenhydrate Kcal

— SNACKS —

Fett Eiweiß Kohlenhydrate Kcal

WASSER

▢ ▢ ▢ ▢ ▢ ▢ ▢ ▢ ▢

— NOTIZEN —

BEWERTUNG

☆ ☆ ☆ ☆ ☆

NOTIZEN

WOCHE 9

📅 Datum _______________ 🕐 Uhrzeit_______ bis_______

(Mo) (Di) (Mi) (Do) (Fr) (Sa) (So)   Motivation ▭▭▭▭

KRAFTTRAINING

Übung	Satz 1	Satz 2	Satz 3	Satz 4	Satz 5

AUSDAUERTRAINING

FRÜHSTÜCK

Fett   Eiweiß   Kohlenhydrate   Kcal

MITTAGESSEN

Fett   Eiweiß   Kohlenhydrate   Kcal

ABENDESSEN

Fett   Eiweiß   Kohlenhydrate   Kcal

SNACKS

Fett   Eiweiß   Kohlenhydrate   Kcal

WASSER

▢ ▢ ▢ ▢ ▢ ▢ ▢ ▢ ▢

NOTIZEN

BEWERTUNG

☆ ☆ ☆ ☆ ☆

WOCHE 9

Datum _________________ Uhrzeit _______ bis _______

(Mo) (Di) (Mi) (Do) (Fr) (Sa) (So)   Motivation [| |]

KRAFTTRAINING

Übung	Satz 1	Satz 2	Satz 3	Satz 4	Satz 5

AUSDAUERTRAINING

FRÜHSTÜCK

Fett   Eiweiß   Kohlenhydrate   Kcal

MITTAGESSEN

Fett   Eiweiß   Kohlenhydrate   Kcal

ABENDESSEN

Fett   Eiweiß   Kohlenhydrate   Kcal

SNACKS

Fett   Eiweiß   Kohlenhydrate   Kcal

WASSER

NOTIZEN

BEWERTUNG

☆ ☆ ☆ ☆ ☆

WOCHE 9

📅 Datum ________________   🕐 Uhrzeit _______ bis _______

(Mo) (Di) (Mi) (Do) (Fr) (Sa) (So)   Motivation [| | |]

— KRAFTTRAINING —

Übung	Satz 1	Satz 2	Satz 3	Satz 4	Satz 5

— AUSDAUERTRAINING —

— FRÜHSTÜCK —

Fett   Eiweiß   Kohlenhydrate   Kcal

— MITTAGESSEN —

Fett   Eiweiß   Kohlenhydrate   Kcal

— ABENDESSEN —

Fett   Eiweiß   Kohlenhydrate   Kcal

— SNACKS —

Fett   Eiweiß   Kohlenhydrate   Kcal

WASSER

☐ ☐ ☐ ☐ ☐ ☐ ☐ ☐ ☐

— NOTIZEN —

BEWERTUNG

☆ ☆ ☆ ☆ ☆

WOCHE 9

Datum ______________________ **Uhrzeit** ________ bis ________

(Mo) (Di) (Mi) (Do) (Fr) (Sa) (So) **Motivation** [| | |]

KRAFTTRAINING

Übung	Satz 1	Satz 2	Satz 3	Satz 4	Satz 5

AUSDAUERTRAINING

FRÜHSTÜCK

Fett   Eiweiß   Kohlenhydrate   Kcal

MITTAGESSEN

Fett   Eiweiß   Kohlenhydrate   Kcal

ABENDESSEN

Fett   Eiweiß   Kohlenhydrate   Kcal

SNACKS

Fett   Eiweiß   Kohlenhydrate   Kcal

WASSER

☐ ☐ ☐ ☐ ☐ ☐ ☐ ☐ ☐

NOTIZEN

BEWERTUNG

☆ ☆ ☆ ☆ ☆

WOCHE 9

📅 Datum ________________ 🕐 Uhrzeit _______ bis _______

(Mo) (Di) (Mi) (Do) (Fr) (Sa) (So)   Motivation ⬡⬡⬡⬡

KRAFTTRAINING

Übung	Satz 1	Satz 2	Satz 3	Satz 4	Satz 5

AUSDAUERTRAINING

FRÜHSTÜCK

Fett   Eiweiß   Kohlenhydrate   Kcal

MITTAGESSEN

Fett   Eiweiß   Kohlenhydrate   Kcal

ABENDESSEN

Fett   Eiweiß   Kohlenhydrate   Kcal

SNACKS

Fett   Eiweiß   Kohlenhydrate   Kcal

WASSER

☐ ☐ ☐ ☐ ☐ ☐ ☐ ☐ ☐

NOTIZEN

BEWERTUNG

☆ ☆ ☆ ☆ ☆

WOCHE 9

📅 Datum _________________ 🕐 Uhrzeit______ bis______

(Mo) (Di) (Mi) (Do) (Fr) (Sa) (So)   Motivation ⬜⬜⬜⬜

KRAFTTRAINING

Übung	Satz 1	Satz 2	Satz 3	Satz 4	Satz 5

AUSDAUERTRAINING

FRÜHSTÜCK

Fett   Eiweiß   Kohlenhydrate   Kcal

MITTAGESSEN

Fett   Eiweiß   Kohlenhydrate   Kcal

ABENDESSEN

Fett   Eiweiß   Kohlenhydrate   Kcal

SNACKS

Fett   Eiweiß   Kohlenhydrate   Kcal

WASSER

⬜⬜⬜⬜⬜⬜⬜⬜⬜

NOTIZEN

BEWERTUNG

☆☆☆☆☆

WOCHE 9

📅 Datum _______________ 🕐 Uhrzeit ______ bis ______

(Mo) (Di) (Mi) (Do) (Fr) (Sa) (So)   Motivation ▢▢▢▢

KRAFTTRAINING

Übung	Satz 1	Satz 2	Satz 3	Satz 4	Satz 5

AUSDAUERTRAINING

FRÜHSTÜCK

Fett   Eiweiß   Kohlenhydrate   Kcal

MITTAGESSEN

Fett   Eiweiß   Kohlenhydrate   Kcal

ABENDESSEN

Fett   Eiweiß   Kohlenhydrate   Kcal

SNACKS

Fett   Eiweiß   Kohlenhydrate   Kcal

WASSER

▢ ▢ ▢ ▢ ▢ ▢ ▢ ▢ ▢ ▢

NOTIZEN

BEWERTUNG

☆ ☆ ☆ ☆ ☆

NOTIZEN

WOCHE 10

📅 Datum _________________ 🕐 Uhrzeit________ bis________

(Mo) (Di) (Mi) (Do) (Fr) (Sa) (So)   Motivation ⬜⬜⬜⬜

KRAFTTRAINING

Übung	Satz 1	Satz 2	Satz 3	Satz 4	Satz 5

AUSDAUERTRAINING

FRÜHSTÜCK

Fett   Eiweiß   Kohlenhydrate   Kcal

MITTAGESSEN

Fett   Eiweiß   Kohlenhydrate   Kcal

ABENDESSEN

Fett   Eiweiß   Kohlenhydrate   Kcal

SNACKS

Fett   Eiweiß   Kohlenhydrate   Kcal

WASSER

☐ ☐ ☐ ☐ ☐ ☐ ☐ ☐ ☐

NOTIZEN

BEWERTUNG

☆ ☆ ☆ ☆ ☆

WOCHE 10

Datum ___________________ **Uhrzeit** _______ **bis** _______

(Mo) (Di) (Mi) (Do) (Fr) (Sa) (So)   Motivation

KRAFTTRAINING

Übung	Satz 1	Satz 2	Satz 3	Satz 4	Satz 5

AUSDAUERTRAINING

FRÜHSTÜCK

Fett   Eiweiß   Kohlenhydrate   Kcal

MITTAGESSEN

Fett   Eiweiß   Kohlenhydrate   Kcal

ABENDESSEN

Fett   Eiweiß   Kohlenhydrate   Kcal

SNACKS

Fett   Eiweiß   Kohlenhydrate   Kcal

WASSER

NOTIZEN

BEWERTUNG

☆ ☆ ☆ ☆ ☆

WOCHE 10

Datum _________________ **Uhrzeit** _______ **bis** _______

(Mo) (Di) (Mi) (Do) (Fr) (Sa) (So)   **Motivation**

KRAFTTRAINING

Übung	Satz 1	Satz 2	Satz 3	Satz 4	Satz 5

AUSDAUERTRAINING

FRÜHSTÜCK

Fett   Eiweiß   Kohlenhydrate   Kcal

MITTAGESSEN

Fett   Eiweiß   Kohlenhydrate   Kcal

ABENDESSEN

Fett   Eiweiß   Kohlenhydrate   Kcal

SNACKS

Fett   Eiweiß   Kohlenhydrate   Kcal

WASSER

NOTIZEN

BEWERTUNG

☆ ☆ ☆ ☆ ☆

WOCHE 10

Datum _________________ **Uhrzeit** _______ bis _______

(Mo)(Di)(Mi)(Do)(Fr)(Sa)(So)   Motivation ▭▭▭▭

KRAFTTRAINING

Übung	Satz 1	Satz 2	Satz 3	Satz 4	Satz 5

AUSDAUERTRAINING

FRÜHSTÜCK

Fett   Eiweiß   Kohlenhydrate   Kcal

MITTAGESSEN

Fett   Eiweiß   Kohlenhydrate   Kcal

ABENDESSEN

Fett   Eiweiß   Kohlenhydrate   Kcal

SNACKS

Fett   Eiweiß   Kohlenhydrate   Kcal

WASSER

NOTIZEN

BEWERTUNG
☆ ☆ ☆ ☆ ☆

WOCHE 10

Datum _______________ **Uhrzeit** _______ bis _______

(Mo) (Di) (Mi) (Do) (Fr) (Sa) (So)   Motivation ▭▭▭▭

KRAFTTRAINING

Übung	Satz 1	Satz 2	Satz 3	Satz 4	Satz 5

AUSDAUERTRAINING

FRÜHSTÜCK

Fett　　Eiweiß　　Kohlenhydrate　　Kcal

MITTAGESSEN

Fett　　Eiweiß　　Kohlenhydrate　　Kcal

ABENDESSEN

Fett　　Eiweiß　　Kohlenhydrate　　Kcal

SNACKS

Fett　　Eiweiß　　Kohlenhydrate　　Kcal

WASSER

▯ ▯ ▯ ▯ ▯ ▯ ▯ ▯ ▯

NOTIZEN

BEWERTUNG

☆ ☆ ☆ ☆ ☆

WOCHE 10

Datum _______________ Uhrzeit________ bis________

Mo Di Mi Do Fr Sa So   Motivation

KRAFTTRAINING

Übung	Satz 1	Satz 2	Satz 3	Satz 4	Satz 5

AUSDAUERTRAINING

FRÜHSTÜCK

Fett　　Eiweiß　　Kohlenhydrate　　Kcal

MITTAGESSEN

Fett　　Eiweiß　　Kohlenhydrate　　Kcal

ABENDESSEN

Fett　　Eiweiß　　Kohlenhydrate　　Kcal

SNACKS

Fett　　Eiweiß　　Kohlenhydrate　　Kcal

WASSER

NOTIZEN

BEWERTUNG

WOCHE 10

Datum _______________ **Uhrzeit** _______ **bis** _______

(Mo) (Di) (Mi) (Do) (Fr) (Sa) (So)   **Motivation** ☐☐☐

— KRAFTTRAINING —

Übung	Satz 1	Satz 2	Satz 3	Satz 4	Satz 5

— AUSDAUERTRAINING —

FRÜHSTÜCK

Fett   Eiweiß   Kohlenhydrate   Kcal

MITTAGESSEN

Fett   Eiweiß   Kohlenhydrate   Kcal

ABENDESSEN

Fett   Eiweiß   Kohlenhydrate   Kcal

SNACKS

Fett   Eiweiß   Kohlenhydrate   Kcal

WASSER

☐☐☐☐☐☐☐☐☐☐

NOTIZEN

BEWERTUNG

☆☆☆☆☆

NOTIZEN

WOCHE 11

Datum __________________ **Uhrzeit** __________ bis __________

(Mo) (Di) (Mi) (Do) (Fr) (Sa) (So) **Motivation** [| | |]

KRAFTTRAINING

Übung	Satz 1	Satz 2	Satz 3	Satz 4	Satz 5

AUSDAUERTRAINING

FRÜHSTÜCK

Fett　　Eiweiß　　Kohlenhydrate　　Kcal

MITTAGESSEN

Fett　　Eiweiß　　Kohlenhydrate　　Kcal

ABENDESSEN

Fett　　Eiweiß　　Kohlenhydrate　　Kcal

SNACKS

Fett　　Eiweiß　　Kohlenhydrate　　Kcal

WASSER

☐ ☐ ☐ ☐ ☐ ☐ ☐ ☐ ☐ ☐

NOTIZEN

BEWERTUNG

☆ ☆ ☆ ☆ ☆

WOCHE 11

📅 Datum ________________   🕐 Uhrzeit________ bis________

(Mo)(Di)(Mi)(Do)(Fr)(Sa)(So)   Motivation ⬡⬡⬡⬡

KRAFTTRAINING

Übung	Satz 1	Satz 2	Satz 3	Satz 4	Satz 5

AUSDAUERTRAINING

FRÜHSTÜCK

Fett   Eiweiß   Kohlenhydrate   Kcal

MITTAGESSEN

Fett   Eiweiß   Kohlenhydrate   Kcal

ABENDESSEN

Fett   Eiweiß   Kohlenhydrate   Kcal

SNACKS

Fett   Eiweiß   Kohlenhydrate   Kcal

WASSER

NOTIZEN

BEWERTUNG

☆☆☆☆☆

WOCHE 11

Datum _________________ **Uhrzeit** ______ **bis** ______

(Mo) (Di) (Mi) (Do) (Fr) (Sa) (So)   Motivation [| |]

KRAFTTRAINING

Übung	Satz 1	Satz 2	Satz 3	Satz 4	Satz 5

AUSDAUERTRAINING

FRÜHSTÜCK

Fett · Eiweiß · Kohlenhydrate · Kcal

MITTAGESSEN

Fett · Eiweiß · Kohlenhydrate · Kcal

ABENDESSEN

Fett · Eiweiß · Kohlenhydrate · Kcal

SNACKS

Fett · Eiweiß · Kohlenhydrate · Kcal

WASSER

NOTIZEN

BEWERTUNG

☆ ☆ ☆ ☆ ☆

WOCHE 11

📅 Datum _______________ 🕐 Uhrzeit _______ bis _______

(Mo) (Di) (Mi) (Do) (Fr) (Sa) (So)   Motivation ⬭

KRAFTTRAINING

Übung	Satz 1	Satz 2	Satz 3	Satz 4	Satz 5

AUSDAUERTRAINING

FRÜHSTÜCK

Fett   Eiweiß   Kohlenhydrate   Kcal

MITTAGESSEN

Fett   Eiweiß   Kohlenhydrate   Kcal

ABENDESSEN

Fett   Eiweiß   Kohlenhydrate   Kcal

SNACKS

Fett   Eiweiß   Kohlenhydrate   Kcal

WASSER

NOTIZEN

BEWERTUNG
☆ ☆ ☆ ☆ ☆

WOCHE 11

📅 Datum _________________ 🕐 Uhrzeit________ bis________

(Mo) (Di) (Mi) (Do) (Fr) (Sa) (So)   Motivation [| | |]

KRAFTTRAINING

Übung	Satz 1	Satz 2	Satz 3	Satz 4	Satz 5

AUSDAUERTRAINING

FRÜHSTÜCK

Fett   Eiweiß   Kohlenhydrate   Kcal

MITTAGESSEN

Fett   Eiweiß   Kohlenhydrate   Kcal

ABENDESSEN

Fett   Eiweiß   Kohlenhydrate   Kcal

SNACKS

Fett   Eiweiß   Kohlenhydrate   Kcal

WASSER

☐ ☐ ☐ ☐ ☐ ☐ ☐ ☐ ☐

NOTIZEN

BEWERTUNG

☆ ☆ ☆ ☆ ☆

WOCHE 11

Datum _______________ **Uhrzeit**______ **bis**______

Mo Di Mi Do Fr Sa So

Motivation

KRAFTTRAINING

Übung	Satz 1	Satz 2	Satz 3	Satz 4	Satz 5

AUSDAUERTRAINING

FRÜHSTÜCK

Fett — Eiweiß — Kohlenhydrate — Kcal

MITTAGESSEN

Fett — Eiweiß — Kohlenhydrate — Kcal

ABENDESSEN

Fett — Eiweiß — Kohlenhydrate — Kcal

SNACKS

Fett — Eiweiß — Kohlenhydrate — Kcal

WASSER

NOTIZEN

BEWERTUNG

☆☆☆☆☆

WOCHE 11

📅 Datum ________________ 🕐 Uhrzeit______ bis______

(Mo)(Di)(Mi)(Do)(Fr)(Sa)(So)   Motivation ▢▢▢▢

KRAFTTRAINING

Übung	Satz 1	Satz 2	Satz 3	Satz 4	Satz 5

AUSDAUERTRAINING

FRÜHSTÜCK

Fett   Eiweiß   Kohlenhydrate   Kcal

MITTAGESSEN

Fett   Eiweiß   Kohlenhydrate   Kcal

ABENDESSEN

Fett   Eiweiß   Kohlenhydrate   Kcal

SNACKS

Fett   Eiweiß   Kohlenhydrate   Kcal

WASSER

▯▯▯▯▯▯▯▯▯

NOTIZEN

BEWERTUNG

☆☆☆☆☆

NOTIZEN

WOCHE 12

📅 Datum _________________ 🕐 Uhrzeit________ bis________

(Mo) (Di) (Mi) (Do) (Fr) (Sa) (So)   Motivation ▭▭▭▭

KRAFTTRAINING

Übung	Satz 1	Satz 2	Satz 3	Satz 4	Satz 5

AUSDAUERTRAINING

FRÜHSTÜCK

Fett   Eiweiß   Kohlenhydrate   Kcal

MITTAGESSEN

Fett   Eiweiß   Kohlenhydrate   Kcal

ABENDESSEN

Fett   Eiweiß   Kohlenhydrate   Kcal

SNACKS

Fett   Eiweiß   Kohlenhydrate   Kcal

WASSER

▯ ▯ ▯ ▯ ▯ ▯ ▯ ▯ ▯

NOTIZEN

BEWERTUNG

☆ ☆ ☆ ☆ ☆

WOCHE 12

Datum _________________ **Uhrzeit** _______ bis _______

(Mo) (Di) (Mi) (Do) (Fr) (Sa) (So)   Motivation [| |]

KRAFTTRAINING

Übung	Satz 1	Satz 2	Satz 3	Satz 4	Satz 5

AUSDAUERTRAINING

FRÜHSTÜCK

Fett   Eiweiß   Kohlenhydrate   Kcal

MITTAGESSEN

Fett   Eiweiß   Kohlenhydrate   Kcal

ABENDESSEN

Fett   Eiweiß   Kohlenhydrate   Kcal

SNACKS

Fett   Eiweiß   Kohlenhydrate   Kcal

WASSER

NOTIZEN

BEWERTUNG

☆ ☆ ☆ ☆ ☆

WOCHE 12

📅 Datum _________________ 🕐 Uhrzeit _______ bis _______

(Mo) (Di) (Mi) (Do) (Fr) (Sa) (So)   Motivation ⬜⬜⬜

KRAFTTRAINING

Übung	Satz 1	Satz 2	Satz 3	Satz 4	Satz 5

AUSDAUERTRAINING

FRÜHSTÜCK

Fett   Eiweiß   Kohlenhydrate   Kcal

MITTAGESSEN

Fett   Eiweiß   Kohlenhydrate   Kcal

ABENDESSEN

Fett   Eiweiß   Kohlenhydrate   Kcal

SNACKS

Fett   Eiweiß   Kohlenhydrate   Kcal

WASSER

⬜⬜⬜⬜⬜⬜⬜⬜⬜

NOTIZEN

BEWERTUNG

☆☆☆☆☆

WOCHE 12

📅 Datum _______________ 🕐 Uhrzeit _______ bis _______

(Mo) (Di) (Mi) (Do) (Fr) (Sa) (So) Motivation ⬤▭▭▭

KRAFTTRAINING

Übung	Satz 1	Satz 2	Satz 3	Satz 4	Satz 5

AUSDAUERTRAINING

FRÜHSTÜCK

Fett   Eiweiß   Kohlenhydrate   Kcal

MITTAGESSEN

Fett   Eiweiß   Kohlenhydrate   Kcal

ABENDESSEN

Fett   Eiweiß   Kohlenhydrate   Kcal

SNACKS

Fett   Eiweiß   Kohlenhydrate   Kcal

WASSER

NOTIZEN

BEWERTUNG

☆ ☆ ☆ ☆ ☆

WOCHE 12

📅 Datum _________________ 🕐 Uhrzeit______ bis______

(Mo)(Di)(Mi)(Do)(Fr)(Sa)(So)   Motivation ⬜⬜⬜⬜

⌐ KRAFTTRAINING ⌐

Übung	Satz 1	Satz 2	Satz 3	Satz 4	Satz 5

⌐ AUSDAUERTRAINING ⌐

⌐ FRÜHSTÜCK ⌐

Fett   Eiweiß   Kohlenhydrate   Kcal

⌐ MITTAGESSEN ⌐

Fett   Eiweiß   Kohlenhydrate   Kcal

⌐ ABENDESSEN ⌐

Fett   Eiweiß   Kohlenhydrate   Kcal

⌐ SNACKS ⌐

Fett   Eiweiß   Kohlenhydrate   Kcal

WASSER

⌐ NOTIZEN ⌐

BEWERTUNG

☆ ☆ ☆ ☆ ☆

WOCHE 2

Datum _______________ **Uhrzeit** _______ **bis** _______

(Mo) (Di) (Mi) (Do) (Fr) (Sa) (So)

Motivation

KRAFTTRAINING

Übung	Satz 1	Satz 2	Satz 3	Satz 4	Satz 5

AUSDAUERTRAINING

FRÜHSTÜCK

Fett   Eiweiß   Kohlenhydrate   Kcal

MITTAGESSEN

Fett   Eiweiß   Kohlenhydrate   Kcal

ABENDESSEN

Fett   Eiweiß   Kohlenhydrate   Kcal

SNACKS

Fett   Eiweiß   Kohlenhydrate   Kcal

WASSER

NOTIZEN

BEWERTUNG

☆ ☆ ☆ ☆ ☆

WOCHE 2

📅 Datum _________________ 🕐 Uhrzeit ________ bis ________

(Mo) (Di) (Mi) (Do) (Fr) (Sa) (So)   Motivation ▭▭▭▭

KRAFTTRAINING

Übung	Satz 1	Satz 2	Satz 3	Satz 4	Satz 5
....	....	....	....	....	....
....	....	....	....	....	....
....	....	....	....	....	....
....	....	....	....	....	....
....	....	....	....	....	....
....	....	....	....	....	....
....	....	....	....	....	....
....	....	....	....	....	....
....	....	....	....	....	....
....	....	....	....	....	....

AUSDAUERTRAINING

FRÜHSTÜCK

Fett   Eiweiß   Kohlenhydrate   Kcal

MITTAGESSEN

Fett   Eiweiß   Kohlenhydrate   Kcal

ABENDESSEN

Fett   Eiweiß   Kohlenhydrate   Kcal

SNACKS

Fett   Eiweiß   Kohlenhydrate   Kcal

WASSER

▯ ▯ ▯ ▯ ▯ ▯ ▯ ▯ ▯

NOTIZEN

BEWERTUNG

☆ ☆ ☆ ☆ ☆

NOTIZEN

WOCHE 3

📅 Datum ________________ 🕐 Uhrzeit______ bis______

(Mo)(Di)(Mi)(Do)(Fr)(Sa)(So)   Motivation ⬚⬚⬚⬚

KRAFTTRAINING

Übung	Satz 1	Satz 2	Satz 3	Satz 4	Satz 5

AUSDAUERTRAINING

FRÜHSTÜCK

Fett   Eiweiß   Kohlenhydrate   Kcal

MITTAGESSEN

Fett   Eiweiß   Kohlenhydrate   Kcal

ABENDESSEN

Fett   Eiweiß   Kohlenhydrate   Kcal

SNACKS

Fett   Eiweiß   Kohlenhydrate   Kcal

WASSER

☐ ☐ ☐ ☐ ☐ ☐ ☐ ☐ ☐

NOTIZEN

BEWERTUNG

☆ ☆ ☆ ☆ ☆

WOCHE 3

📅 Datum ________________ 🕐 Uhrzeit ______ bis ______

(Mo) (Di) (Mi) (Do) (Fr) (Sa) (So)   Motivation [| | |]

KRAFTTRAINING

Übung	Satz 1	Satz 2	Satz 3	Satz 4	Satz 5

AUSDAUERTRAINING

FRÜHSTÜCK

Fett   Eiweiß   Kohlenhydrate   Kcal

MITTAGESSEN

Fett   Eiweiß   Kohlenhydrate   Kcal

ABENDESSEN

Fett   Eiweiß   Kohlenhydrate   Kcal

SNACKS

Fett   Eiweiß   Kohlenhydrate   Kcal

WASSER

NOTIZEN

BEWERTUNG

☆ ☆ ☆ ☆ ☆

WOCHE 3

📅 Datum _________________ 🕐 Uhrzeit ________ bis ________

(Mo) (Di) (Mi) (Do) (Fr) (Sa) (So)   Motivation [| | |]

KRAFTTRAINING

Übung	Satz 1	Satz 2	Satz 3	Satz 4	Satz 5

AUSDAUERTRAINING

FRÜHSTÜCK

Fett   Eiweiß   Kohlenhydrate   Kcal

MITTAGESSEN

Fett   Eiweiß   Kohlenhydrate   Kcal

ABENDESSEN

Fett   Eiweiß   Kohlenhydrate   Kcal

SNACKS

Fett   Eiweiß   Kohlenhydrate   Kcal

WASSER

☐ ☐ ☐ ☐ ☐ ☐ ☐ ☐ ☐ ☐

NOTIZEN

BEWERTUNG

☆ ☆ ☆ ☆ ☆

WOCHE 3

Datum _________________ Uhrzeit _______ bis _______

(Mo) (Di) (Mi) (Do) (Fr) (Sa) (So)   Motivation

KRAFTTRAINING

Übung	Satz 1	Satz 2	Satz 3	Satz 4	Satz 5

AUSDAUERTRAINING

FRÜHSTÜCK

Fett   Eiweiß   Kohlenhydrate   Kcal

MITTAGESSEN

Fett   Eiweiß   Kohlenhydrate   Kcal

ABENDESSEN

Fett   Eiweiß   Kohlenhydrate   Kcal

SNACKS

Fett   Eiweiß   Kohlenhydrate   Kcal

WASSER

NOTIZEN

BEWERTUNG

☆ ☆ ☆ ☆ ☆

WOCHE 3

📅 **Datum** _________________   🕐 **Uhrzeit** ______ bis ______

(Mo) (Di) (Mi) (Do) (Fr) (Sa) (So)   **Motivation** ▢▢▢▢

KRAFTTRAINING

Übung	Satz 1	Satz 2	Satz 3	Satz 4	Satz 5

AUSDAUERTRAINING

FRÜHSTÜCK

Fett   Eiweiß   Kohlenhydrate   Kcal

MITTAGESSEN

Fett   Eiweiß   Kohlenhydrate   Kcal

ABENDESSEN

Fett   Eiweiß   Kohlenhydrate   Kcal

SNACKS

Fett   Eiweiß   Kohlenhydrate   Kcal

WASSER

▢ ▢ ▢ ▢ ▢ ▢ ▢ ▢ ▢

NOTIZEN

BEWERTUNG

☆ ☆ ☆ ☆ ☆

WOCHE 3

📅 Datum ________________ 🕐 Uhrzeit _______ bis _______

(Mo) (Di) (Mi) (Do) (Fr) (Sa) (So)   Motivation [| | |]

KRAFTTRAINING

Übung	Satz 1	Satz 2	Satz 3	Satz 4	Satz 5

AUSDAUERTRAINING

FRÜHSTÜCK

Fett   Eiweiß   Kohlenhydrate   Kcal

MITTAGESSEN

Fett   Eiweiß   Kohlenhydrate   Kcal

ABENDESSEN

Fett   Eiweiß   Kohlenhydrate   Kcal

SNACKS

Fett   Eiweiß   Kohlenhydrate   Kcal

WASSER

☐ ☐ ☐ ☐ ☐ ☐ ☐ ☐ ☐

NOTIZEN

BEWERTUNG

☆ ☆ ☆ ☆ ☆

WOCHE 3

Datum _______________ **Uhrzeit** _______ bis _______

(Mo)(Di)(Mi)(Do)(Fr)(Sa)(So)   Motivation [| | |]

KRAFTTRAINING

Übung	Satz 1	Satz 2	Satz 3	Satz 4	Satz 5

AUSDAUERTRAINING

FRÜHSTÜCK

Fett   Eiweiß   Kohlenhydrate   Kcal

MITTAGESSEN

Fett   Eiweiß   Kohlenhydrate   Kcal

ABENDESSEN

Fett   Eiweiß   Kohlenhydrate   Kcal

SNACKS

Fett   Eiweiß   Kohlenhydrate   Kcal

WASSER

NOTIZEN

BEWERTUNG

☆ ☆ ☆ ☆ ☆

NOTIZEN

WOCHE 4

Datum _________________ **Uhrzeit** _______ **bis** _______

(Mo) (Di) (Mi) (Do) (Fr) (Sa) (So)   **Motivation**

KRAFTTRAINING

Übung	Satz 1	Satz 2	Satz 3	Satz 4	Satz 5

AUSDAUERTRAINING

FRÜHSTÜCK

Fett   Eiweiß   Kohlenhydrate   Kcal

MITTAGESSEN

Fett   Eiweiß   Kohlenhydrate   Kcal

ABENDESSEN

Fett   Eiweiß   Kohlenhydrate   Kcal

SNACKS

Fett   Eiweiß   Kohlenhydrate   Kcal

WASSER

NOTIZEN

BEWERTUNG

☆ ☆ ☆ ☆ ☆

WOCHE 4

Datum _______________ **Uhrzeit**_______ bis_______

(Mo) (Di) (Mi) (Do) (Fr) (Sa) (So)   **Motivation** [___|___|___]

KRAFTTRAINING

Übung	Satz 1	Satz 2	Satz 3	Satz 4	Satz 5

AUSDAUERTRAINING

FRÜHSTÜCK

Fett　　Eiweiß　　Kohlenhydrate　　Kcal

MITTAGESSEN

Fett　　Eiweiß　　Kohlenhydrate　　Kcal

ABENDESSEN

Fett　　Eiweiß　　Kohlenhydrate　　Kcal

SNACKS

Fett　　Eiweiß　　Kohlenhydrate　　Kcal

WASSER

☐ ☐ ☐ ☐ ☐ ☐ ☐ ☐ ☐ ☐

NOTIZEN

BEWERTUNG

☆ ☆ ☆ ☆ ☆

WOCHE 4

Datum _________________ **Uhrzeit** _______ **bis** _______

(Mo) (Di) (Mi) (Do) (Fr) (Sa) (So)   **Motivation** [| | |]

KRAFTTRAINING

Übung	Satz 1	Satz 2	Satz 3	Satz 4	Satz 5

AUSDAUERTRAINING

FRÜHSTÜCK

Fett   Eiweiß   Kohlenhydrate   Kcal

MITTAGESSEN

Fett   Eiweiß   Kohlenhydrate   Kcal

ABENDESSEN

Fett   Eiweiß   Kohlenhydrate   Kcal

SNACKS

Fett   Eiweiß   Kohlenhydrate   Kcal

WASSER

☐ ☐ ☐ ☐ ☐ ☐ ☐ ☐

NOTIZEN

BEWERTUNG

☆ ☆ ☆ ☆ ☆

WOCHE 4

Datum _______________   **Uhrzeit** _______ bis _______

(Mo) (Di) (Mi) (Do) (Fr) (Sa) (So)   **Motivation** [| | |]

KRAFTTRAINING

Übung	Satz 1	Satz 2	Satz 3	Satz 4	Satz 5

AUSDAUERTRAINING

FRÜHSTÜCK

Fett   Eiweiß   Kohlenhydrate   Kcal

MITTAGESSEN

Fett   Eiweiß   Kohlenhydrate   Kcal

ABENDESSEN

Fett   Eiweiß   Kohlenhydrate   Kcal

SNACKS

Fett   Eiweiß   Kohlenhydrate   Kcal

WASSER

☐ ☐ ☐ ☐ ☐ ☐ ☐ ☐ ☐

NOTIZEN

BEWERTUNG

☆ ☆ ☆ ☆ ☆

WOCHE 4

Datum _________________ **Uhrzeit** _______ bis _______

(Mo) (Di) (Mi) (Do) (Fr) (Sa) (So)   **Motivation** [| | |]

KRAFTTRAINING

Übung	Satz 1	Satz 2	Satz 3	Satz 4	Satz 5

AUSDAUERTRAINING

FRÜHSTÜCK

Fett   Eiweiß   Kohlenhydrate   Kcal

MITTAGESSEN

Fett   Eiweiß   Kohlenhydrate   Kcal

ABENDESSEN

Fett   Eiweiß   Kohlenhydrate   Kcal

SNACKS

Fett   Eiweiß   Kohlenhydrate   Kcal

WASSER

☐ ☐ ☐ ☐ ☐ ☐ ☐ ☐ ☐

NOTIZEN

BEWERTUNG

☆ ☆ ☆ ☆ ☆

WOCHE 4

📅 Datum _________________ 🕐 Uhrzeit ________ bis ________

(Mo) (Di) (Mi) (Do) (Fr) (Sa) (So)   Motivation ⬚⬚⬚

KRAFTTRAINING

Übung	Satz 1	Satz 2	Satz 3	Satz 4	Satz 5

AUSDAUERTRAINING

FRÜHSTÜCK

Fett   Eiweiß   Kohlenhydrate   Kcal

MITTAGESSEN

Fett   Eiweiß   Kohlenhydrate   Kcal

ABENDESSEN

Fett   Eiweiß   Kohlenhydrate   Kcal

SNACKS

Fett   Eiweiß   Kohlenhydrate   Kcal

WASSER

⬚ ⬚ ⬚ ⬚ ⬚ ⬚ ⬚ ⬚ ⬚

NOTIZEN

BEWERTUNG

☆ ☆ ☆ ☆ ☆

WOCHE 4

📅 Datum _________________ 🕐 Uhrzeit _______ bis _______

(Mo) (Di) (Mi) (Do) (Fr) (Sa) (So)   Motivation [| | |]

KRAFTTRAINING

Übung	Satz 1	Satz 2	Satz 3	Satz 4	Satz 5

AUSDAUERTRAINING

FRÜHSTÜCK

Fett   Eiweiß   Kohlenhydrate   Kcal

MITTAGESSEN

Fett   Eiweiß   Kohlenhydrate   Kcal

ABENDESSEN

Fett   Eiweiß   Kohlenhydrate   Kcal

SNACKS

Fett   Eiweiß   Kohlenhydrate   Kcal

WASSER

NOTIZEN

BEWERTUNG

☆ ☆ ☆ ☆ ☆

NOTIZEN

WOCHE 5

📅 Datum _________________ 🕐 Uhrzeit _______ bis _______

(Mo) (Di) (Mi) (Do) (Fr) (Sa) (So)   Motivation ⬜⬜⬜⬜

KRAFTTRAINING

Übung	Satz 1	Satz 2	Satz 3	Satz 4	Satz 5

AUSDAUERTRAINING

FRÜHSTÜCK

Fett   Eiweiß   Kohlenhydrate   Kcal

MITTAGESSEN

Fett   Eiweiß   Kohlenhydrate   Kcal

ABENDESSEN

Fett   Eiweiß   Kohlenhydrate   Kcal

SNACKS

Fett   Eiweiß   Kohlenhydrate   Kcal

WASSER

⬜⬜⬜⬜⬜⬜⬜⬜⬜

NOTIZEN

BEWERTUNG

☆☆☆☆☆

WOCHE 5

📅 Datum _________________ 🕐 Uhrzeit________ bis______

(Mo) (Di) (Mi) (Do) (Fr) (Sa) (So)   Motivation ⬭

KRAFTTRAINING

Übung	Satz 1	Satz 2	Satz 3	Satz 4	Satz 5

AUSDAUERTRAINING

FRÜHSTÜCK

Fett   Eiweiß   Kohlenhydrate   Kcal

MITTAGESSEN

Fett   Eiweiß   Kohlenhydrate   Kcal

ABENDESSEN

Fett   Eiweiß   Kohlenhydrate   Kcal

SNACKS

Fett   Eiweiß   Kohlenhydrate   Kcal

WASSER

NOTIZEN

BEWERTUNG

☆ ☆ ☆ ☆ ☆

WOCHE 5

Datum _______________ Uhrzeit _______ bis _______

(Mo)(Di)(Mi)(Do)(Fr)(Sa)(So) Motivation ⬜⬜⬜

KRAFTTRAINING

Übung	Satz 1	Satz 2	Satz 3	Satz 4	Satz 5

AUSDAUERTRAINING

FRÜHSTÜCK

Fett   Eiweiß   Kohlenhydrate   Kcal

MITTAGESSEN

Fett   Eiweiß   Kohlenhydrate   Kcal

ABENDESSEN

Fett   Eiweiß   Kohlenhydrate   Kcal

SNACKS

Fett   Eiweiß   Kohlenhydrate   Kcal

WASSER

⬜⬜⬜⬜⬜⬜⬜⬜⬜

NOTIZEN

BEWERTUNG

☆☆☆☆☆

WOCHE 5

Datum _________________ Uhrzeit________ bis________

(Mo) (Di) (Mi) (Do) (Fr) (Sa) (So)   Motivation ▭

KRAFTTRAINING

Übung	Satz 1	Satz 2	Satz 3	Satz 4	Satz 5

AUSDAUERTRAINING

FRÜHSTÜCK

Fett   Eiweiß   Kohlenhydrate   Kcal

MITTAGESSEN

Fett   Eiweiß   Kohlenhydrate   Kcal

ABENDESSEN

Fett   Eiweiß   Kohlenhydrate   Kcal

SNACKS

Fett   Eiweiß   Kohlenhydrate   Kcal

WASSER

NOTIZEN

BEWERTUNG

☆ ☆ ☆ ☆ ☆

WOCHE 5

Datum _______________   Uhrzeit _______ bis _______

(Mo) (Di) (Mi) (Do) (Fr) (Sa) (So)   Motivation

KRAFTTRAINING

Übung	Satz 1	Satz 2	Satz 3	Satz 4	Satz 5

AUSDAUERTRAINING

FRÜHSTÜCK

Fett   Eiweiß   Kohlenhydrate   Kcal

MITTAGESSEN

Fett   Eiweiß   Kohlenhydrate   Kcal

ABENDESSEN

Fett   Eiweiß   Kohlenhydrate   Kcal

SNACKS

Fett   Eiweiß   Kohlenhydrate   Kcal

WASSER

NOTIZEN

BEWERTUNG

☆ ☆ ☆ ☆ ☆

WOCHE 5

Datum _______________ **Uhrzeit** _______ bis _______

(Mo) (Di) (Mi) (Do) (Fr) (Sa) (So) **Motivation** ▭▭▭▭

KRAFTTRAINING

Übung	Satz 1	Satz 2	Satz 3	Satz 4	Satz 5

AUSDAUERTRAINING

FRÜHSTÜCK

Fett   Eiweiß   Kohlenhydrate   Kcal

MITTAGESSEN

Fett   Eiweiß   Kohlenhydrate   Kcal

ABENDESSEN

Fett   Eiweiß   Kohlenhydrate   Kcal

SNACKS

Fett   Eiweiß   Kohlenhydrate   Kcal

WASSER

▯ ▯ ▯ ▯ ▯ ▯ ▯ ▯ ▯ ▯

NOTIZEN

BEWERTUNG

☆ ☆ ☆ ☆ ☆

WOCHE 5

📅 Datum _________________ 🕐 Uhrzeit _______ bis _______

(Mo) (Di) (Mi) (Do) (Fr) (Sa) (So) Motivation ▭▭▭▭

KRAFTTRAINING

Übung	Satz 1	Satz 2	Satz 3	Satz 4	Satz 5

AUSDAUERTRAINING

FRÜHSTÜCK

Fett   Eiweiß   Kohlenhydrate   Kcal

MITTAGESSEN

Fett   Eiweiß   Kohlenhydrate   Kcal

ABENDESSEN

Fett   Eiweiß   Kohlenhydrate   Kcal

SNACKS

Fett   Eiweiß   Kohlenhydrate   Kcal

WASSER

▭ ▭ ▭ ▭ ▭ ▭ ▭ ▭ ▭

NOTIZEN

BEWERTUNG

☆ ☆ ☆ ☆ ☆

NOTIZEN

WOCHE 6

📅 Datum _________________ 🕐 Uhrzeit ________ bis ________

(Mo) (Di) (Mi) (Do) (Fr) (Sa) (So)　　Motivation ⬚⬚⬚⬚

KRAFTTRAINING

Übung	Satz 1	Satz 2	Satz 3	Satz 4	Satz 5

AUSDAUERTRAINING

FRÜHSTÜCK

Fett　　Eiweiß　　Kohlenhydrate　　Kcal

MITTAGESSEN

Fett　　Eiweiß　　Kohlenhydrate　　Kcal

ABENDESSEN

Fett　　Eiweiß　　Kohlenhydrate　　Kcal

SNACKS

Fett　　Eiweiß　　Kohlenhydrate　　Kcal

WASSER

☐ ☐ ☐ ☐ ☐ ☐ ☐ ☐

NOTIZEN

BEWERTUNG

☆ ☆ ☆ ☆ ☆

WOCHE 6

Datum _______________ **Uhrzeit** _______ bis _______

(Mo) (Di) (Mi) (Do) (Fr) (Sa) (So) **Motivation**

KRAFTTRAINING

Übung	Satz 1	Satz 2	Satz 3	Satz 4	Satz 5

AUSDAUERTRAINING

FRÜHSTÜCK

Fett Eiweiß Kohlenhydrate Kcal

MITTAGESSEN

Fett Eiweiß Kohlenhydrate Kcal

ABENDESSEN

Fett Eiweiß Kohlenhydrate Kcal

SNACKS

Fett Eiweiß Kohlenhydrate Kcal

WASSER

NOTIZEN

BEWERTUNG

WOCHE 6

Datum ______________________ **Uhrzeit**______ bis______

(Mo)(Di)(Mi)(Do)(Fr)(Sa)(So)   Motivation [| | |]

KRAFTTRAINING

Übung	Satz 1	Satz 2	Satz 3	Satz 4	Satz 5

AUSDAUERTRAINING

FRÜHSTÜCK

Fett   Eiweiß   Kohlenhydrate   Kcal

MITTAGESSEN

Fett   Eiweiß   Kohlenhydrate   Kcal

ABENDESSEN

Fett   Eiweiß   Kohlenhydrate   Kcal

SNACKS

Fett   Eiweiß   Kohlenhydrate   Kcal

WASSER

NOTIZEN

BEWERTUNG

☆ ☆ ☆ ☆ ☆

WOCHE 6

📅 Datum ________________ 🕐 Uhrzeit______ bis______

(Mo) (Di) (Mi) (Do) (Fr) (Sa) (So)   Motivation ⬛⬛⬛⬛

KRAFTTRAINING

Übung	Satz 1	Satz 2	Satz 3	Satz 4	Satz 5

AUSDAUERTRAINING

FRÜHSTÜCK

Fett   Eiweiß   Kohlenhydrate   Kcal

MITTAGESSEN

Fett   Eiweiß   Kohlenhydrate   Kcal

ABENDESSEN

Fett   Eiweiß   Kohlenhydrate   Kcal

SNACKS

Fett   Eiweiß   Kohlenhydrate   Kcal

WASSER

▢ ▢ ▢ ▢ ▢ ▢ ▢ ▢ ▢

NOTIZEN

BEWERTUNG

☆ ☆ ☆ ☆ ☆

WOCHE 6

Datum _______________ **Uhrzeit** _______ **bis** _______

(Mo)(Di)(Mi)(Do)(Fr)(Sa)(So)   Motivation

KRAFTTRAINING

Übung	Satz 1	Satz 2	Satz 3	Satz 4	Satz 5

AUSDAUERTRAINING

FRÜHSTÜCK

Fett   Eiweiß   Kohlenhydrate   Kcal

MITTAGESSEN

Fett   Eiweiß   Kohlenhydrate   Kcal

ABENDESSEN

Fett   Eiweiß   Kohlenhydrate   Kcal

SNACKS

Fett   Eiweiß   Kohlenhydrate   Kcal

WASSER

NOTIZEN

BEWERTUNG

WOCHE 6

📅 Datum _________________ 🕐 Uhrzeit______ bis______

(Mo) (Di) (Mi) (Do) (Fr) (Sa) (So)   Motivation ⬭

KRAFTTRAINING

Übung	Satz 1	Satz 2	Satz 3	Satz 4	Satz 5

AUSDAUERTRAINING

FRÜHSTÜCK

Fett   Eiweiß   Kohlenhydrate   Kcal

MITTAGESSEN

Fett   Eiweiß   Kohlenhydrate   Kcal

ABENDESSEN

Fett   Eiweiß   Kohlenhydrate   Kcal

SNACKS

Fett   Eiweiß   Kohlenhydrate   Kcal

WASSER

▢ ▢ ▢ ▢ ▢ ▢ ▢ ▢ ▢ ▢

NOTIZEN

BEWERTUNG

☆ ☆ ☆ ☆ ☆

WOCHE 6

📅 Datum _________________ 🕐 Uhrzeit _______ bis _______

(Mo) (Di) (Mi) (Do) (Fr) (Sa) (So)   Motivation ☐☐☐☐

KRAFTTRAINING

Übung	Satz 1	Satz 2	Satz 3	Satz 4	Satz 5

AUSDAUERTRAINING

FRÜHSTÜCK

Fett   Eiweiß   Kohlenhydrate   Kcal

MITTAGESSEN

Fett   Eiweiß   Kohlenhydrate   Kcal

ABENDESSEN

Fett   Eiweiß   Kohlenhydrate   Kcal

SNACKS

Fett   Eiweiß   Kohlenhydrate   Kcal

WASSER

☐☐☐☐☐☐☐☐☐

NOTIZEN

BEWERTUNG

☆☆☆☆☆

NOTIZEN

WOCHE 7

Datum _______________ **Uhrzeit** _______ **bis** _______

(Mo) (Di) (Mi) (Do) (Fr) (Sa) (So) **Motivation** [| | |]

KRAFTTRAINING

Übung	Satz 1	Satz 2	Satz 3	Satz 4	Satz 5

AUSDAUERTRAINING

FRÜHSTÜCK

Fett   Eiweiß   Kohlenhydrate   Kcal

MITTAGESSEN

Fett   Eiweiß   Kohlenhydrate   Kcal

ABENDESSEN

Fett   Eiweiß   Kohlenhydrate   Kcal

SNACKS

Fett   Eiweiß   Kohlenhydrate   Kcal

WASSER

☐ ☐ ☐ ☐ ☐ ☐ ☐ ☐ ☐

NOTIZEN

BEWERTUNG

☆ ☆ ☆ ☆ ☆

WOCHE 7

📅 Datum _________________ 🕐 Uhrzeit_______ bis______

(Mo)(Di)(Mi)(Do)(Fr)(Sa)(So)   Motivation ⬚⬚⬚⬚

KRAFTTRAINING

Übung	Satz 1	Satz 2	Satz 3	Satz 4	Satz 5

AUSDAUERTRAINING

FRÜHSTÜCK

Fett   Eiweiß   Kohlenhydrate   Kcal

MITTAGESSEN

Fett   Eiweiß   Kohlenhydrate   Kcal

ABENDESSEN

Fett   Eiweiß   Kohlenhydrate   Kcal

SNACKS

Fett   Eiweiß   Kohlenhydrate   Kcal

WASSER

▢ ▢ ▢ ▢ ▢ ▢ ▢ ▢ ▢

NOTIZEN

BEWERTUNG

☆ ☆ ☆ ☆ ☆

WOCHE 7

Datum _________________ **Uhrzeit** _______ bis _______

(Mo)(Di)(Mi)(Do)(Fr)(Sa)(So)   Motivation

KRAFTTRAINING

Übung	Satz 1	Satz 2	Satz 3	Satz 4	Satz 5

AUSDAUERTRAINING

FRÜHSTÜCK

Fett   Eiweiß   Kohlenhydrate   Kcal

MITTAGESSEN

Fett   Eiweiß   Kohlenhydrate   Kcal

ABENDESSEN

Fett   Eiweiß   Kohlenhydrate   Kcal

SNACKS

Fett   Eiweiß   Kohlenhydrate   Kcal

WASSER

NOTIZEN

BEWERTUNG

☆☆☆☆☆

WOCHE 7

📅 Datum _________________ 🕐 Uhrzeit________ bis________

(Mo) (Di) (Mi) (Do) (Fr) (Sa) (So)   Motivation ⬚⬚⬚⬚

KRAFTTRAINING

Übung	Satz 1	Satz 2	Satz 3	Satz 4	Satz 5

AUSDAUERTRAINING

FRÜHSTÜCK

Fett   Eiweiß   Kohlenhydrate   Kcal

MITTAGESSEN

Fett   Eiweiß   Kohlenhydrate   Kcal

ABENDESSEN

Fett   Eiweiß   Kohlenhydrate   Kcal

SNACKS

Fett   Eiweiß   Kohlenhydrate   Kcal

WASSER

▭ ▭ ▭ ▭ ▭ ▭ ▭ ▭ ▭

NOTIZEN

BEWERTUNG

☆ ☆ ☆ ☆ ☆

WOCHE 7

Datum _________________ **Uhrzeit** _______ bis _______

(Mo)(Di)(Mi)(Do)(Fr)(Sa)(So) Motivation [| | |]

KRAFTTRAINING

Übung	Satz 1	Satz 2	Satz 3	Satz 4	Satz 5

AUSDAUERTRAINING

FRÜHSTÜCK

Fett　　Eiweiß　　Kohlenhydrate　　Kcal

MITTAGESSEN

Fett　　Eiweiß　　Kohlenhydrate　　Kcal

ABENDESSEN

Fett　　Eiweiß　　Kohlenhydrate　　Kcal

SNACKS

Fett　　Eiweiß　　Kohlenhydrate　　Kcal

WASSER

NOTIZEN

BEWERTUNG

☆ ☆ ☆ ☆ ☆

WOCHE 7

Datum _________________ Uhrzeit________ bis________

(Mo) (Di) (Mi) (Do) (Fr) (Sa) (So)   Motivation

KRAFTTRAINING

Übung	Satz 1	Satz 2	Satz 3	Satz 4	Satz 5

AUSDAUERTRAINING

FRÜHSTÜCK

Fett   Eiweiß   Kohlenhydrate   Kcal

MITTAGESSEN

Fett   Eiweiß   Kohlenhydrate   Kcal

ABENDESSEN

Fett   Eiweiß   Kohlenhydrate   Kcal

SNACKS

Fett   Eiweiß   Kohlenhydrate   Kcal

WASSER

NOTIZEN

BEWERTUNG

☆ ☆ ☆ ☆ ☆

WOCHE 7

Datum _______________ **Uhrzeit** _______ **bis** _______

(Mo) (Di) (Mi) (Do) (Fr) (Sa) (So)   **Motivation** ▢▢▢▢

KRAFTTRAINING

Übung	Satz 1	Satz 2	Satz 3	Satz 4	Satz 5

AUSDAUERTRAINING

FRÜHSTÜCK

Fett   Eiweiß   Kohlenhydrate   Kcal

MITTAGESSEN

Fett   Eiweiß   Kohlenhydrate   Kcal

ABENDESSEN

Fett   Eiweiß   Kohlenhydrate   Kcal

SNACKS

Fett   Eiweiß   Kohlenhydrate   Kcal

WASSER

NOTIZEN

BEWERTUNG

☆☆☆☆☆

NOTIZEN

WOCHE 8

Datum _________________ **Uhrzeit** _______ bis _______

(Mo)(Di)(Mi)(Do)(Fr)(Sa)(So) **Motivation** [| | |]

KRAFTTRAINING

Übung	Satz 1	Satz 2	Satz 3	Satz 4	Satz 5

AUSDAUERTRAINING

FRÜHSTÜCK

Fett   Eiweiß   Kohlenhydrate   Kcal

MITTAGESSEN

Fett   Eiweiß   Kohlenhydrate   Kcal

ABENDESSEN

Fett   Eiweiß   Kohlenhydrate   Kcal

SNACKS

Fett   Eiweiß   Kohlenhydrate   Kcal

WASSER

NOTIZEN

BEWERTUNG

☆ ☆ ☆ ☆ ☆

WOCHE 8

Datum _______________ Uhrzeit _______ bis _______

(Mo) (Di) (Mi) (Do) (Fr) (Sa) (So)   Motivation

KRAFTTRAINING

Übung	Satz 1	Satz 2	Satz 3	Satz 4	Satz 5

AUSDAUERTRAINING

FRÜHSTÜCK

Fett   Eiweiß   Kohlenhydrate   Kcal

MITTAGESSEN

Fett   Eiweiß   Kohlenhydrate   Kcal

ABENDESSEN

Fett   Eiweiß   Kohlenhydrate   Kcal

SNACKS

Fett   Eiweiß   Kohlenhydrate   Kcal

WASSER

NOTIZEN

BEWERTUNG
☆☆☆☆☆

WOCHE 8

Datum ________________ **Uhrzeit** ______ bis ______

(Mo)(Di)(Mi)(Do)(Fr)(Sa)(So)   Motivation ▢▢▢▢

KRAFTTRAINING

Übung	Satz 1	Satz 2	Satz 3	Satz 4	Satz 5

AUSDAUERTRAINING

FRÜHSTÜCK

Fett   Eiweiß   Kohlenhydrate   Kcal

MITTAGESSEN

Fett   Eiweiß   Kohlenhydrate   Kcal

ABENDESSEN

Fett   Eiweiß   Kohlenhydrate   Kcal

SNACKS

Fett   Eiweiß   Kohlenhydrate   Kcal

WASSER

▢ ▢ ▢ ▢ ▢ ▢ ▢ ▢ ▢

NOTIZEN

BEWERTUNG

☆ ☆ ☆ ☆ ☆

WOCHE 8

Datum _______________ **Uhrzeit** _______ bis _______

(Mo) (Di) (Mi) (Do) (Fr) (Sa) (So)   Motivation

KRAFTTRAINING

Übung	Satz 1	Satz 2	Satz 3	Satz 4	Satz 5

AUSDAUERTRAINING

FRÜHSTÜCK

Fett   Eiweiß   Kohlenhydrate   Kcal

MITTAGESSEN

Fett   Eiweiß   Kohlenhydrate   Kcal

ABENDESSEN

Fett   Eiweiß   Kohlenhydrate   Kcal

SNACKS

Fett   Eiweiß   Kohlenhydrate   Kcal

WASSER

NOTIZEN

BEWERTUNG
☆ ☆ ☆ ☆ ☆

WOCHE 8

Datum _______________ **Uhrzeit** _______ bis _______

(Mo) (Di) (Mi) (Do) (Fr) (Sa) (So)   Motivation ▭

KRAFTTRAINING

Übung	Satz 1	Satz 2	Satz 3	Satz 4	Satz 5

AUSDAUERTRAINING

FRÜHSTÜCK

Fett   Eiweiß   Kohlenhydrate   Kcal

MITTAGESSEN

Fett   Eiweiß   Kohlenhydrate   Kcal

ABENDESSEN

Fett   Eiweiß   Kohlenhydrate   Kcal

SNACKS

Fett   Eiweiß   Kohlenhydrate   Kcal

WASSER

▢ ▢ ▢ ▢ ▢ ▢ ▢ ▢ ▢

NOTIZEN

BEWERTUNG

☆ ☆ ☆ ☆ ☆

WOCHE 8

Datum ______________________ **Uhrzeit**________ bis________

(Mo)(Di)(Mi)(Do)(Fr)(Sa)(So)   Motivation ⬭

KRAFTTRAINING

Übung	Satz 1	Satz 2	Satz 3	Satz 4	Satz 5

AUSDAUERTRAINING

FRÜHSTÜCK

Fett   Eiweiß   Kohlenhydrate   Kcal

MITTAGESSEN

Fett   Eiweiß   Kohlenhydrate   Kcal

ABENDESSEN

Fett   Eiweiß   Kohlenhydrate   Kcal

SNACKS

Fett   Eiweiß   Kohlenhydrate   Kcal

WASSER

NOTIZEN

BEWERTUNG

☆ ☆ ☆ ☆ ☆

WOCHE 8

Datum _______________ Uhrzeit ______ bis ______

(Mo)(Di)(Mi)(Do)(Fr)(Sa)(So)   Motivation ⬚⬚⬚⬚

KRAFTTRAINING

Übung	Satz 1	Satz 2	Satz 3	Satz 4	Satz 5

AUSDAUERTRAINING

FRÜHSTÜCK

Fett   Eiweiß   Kohlenhydrate   Kcal

MITTAGESSEN

Fett   Eiweiß   Kohlenhydrate   Kcal

ABENDESSEN

Fett   Eiweiß   Kohlenhydrate   Kcal

SNACKS

Fett   Eiweiß   Kohlenhydrate   Kcal

WASSER

⬚ ⬚ ⬚ ⬚ ⬚ ⬚ ⬚ ⬚ ⬚

NOTIZEN

BEWERTUNG

☆ ☆ ☆ ☆ ☆

NOTIZEN

WOCHE 9

📅 Datum ________________ 🕐 Uhrzeit ________ bis ________

(Mo) (Di) (Mi) (Do) (Fr) (Sa) (So) Motivation ☐☐☐☐

KRAFTTRAINING

Übung	Satz 1	Satz 2	Satz 3	Satz 4	Satz 5

AUSDAUERTRAINING

FRÜHSTÜCK

Fett   Eiweiß   Kohlenhydrate   Kcal

MITTAGESSEN

Fett   Eiweiß   Kohlenhydrate   Kcal

ABENDESSEN

Fett   Eiweiß   Kohlenhydrate   Kcal

SNACKS

Fett   Eiweiß   Kohlenhydrate   Kcal

WASSER

☐☐☐☐☐☐☐☐☐

NOTIZEN

BEWERTUNG

☆☆☆☆☆

WOCHE 9

Datum _______________ **Uhrzeit** _______ bis _______

(Mo) (Di) (Mi) (Do) (Fr) (Sa) (So)   **Motivation**

KRAFTTRAINING

Übung	Satz 1	Satz 2	Satz 3	Satz 4	Satz 5

AUSDAUERTRAINING

FRÜHSTÜCK

Fett　　Eiweiß　　Kohlenhydrate　　Kcal

MITTAGESSEN

Fett　　Eiweiß　　Kohlenhydrate　　Kcal

ABENDESSEN

Fett　　Eiweiß　　Kohlenhydrate　　Kcal

SNACKS

Fett　　Eiweiß　　Kohlenhydrate　　Kcal

WASSER

NOTIZEN

BEWERTUNG

WOCHE 9

📅 Datum _________________ 🕐 Uhrzeit _______ bis _______

(Mo)(Di)(Mi)(Do)(Fr)(Sa)(So)   Motivation [| | |]

KRAFTTRAINING

Übung	Satz 1	Satz 2	Satz 3	Satz 4	Satz 5

AUSDAUERTRAINING

FRÜHSTÜCK

Fett   Eiweiß   Kohlenhydrate   Kcal

MITTAGESSEN

Fett   Eiweiß   Kohlenhydrate   Kcal

ABENDESSEN

Fett   Eiweiß   Kohlenhydrate   Kcal

SNACKS

Fett   Eiweiß   Kohlenhydrate   Kcal

WASSER

☐ ☐ ☐ ☐ ☐ ☐ ☐ ☐ ☐

NOTIZEN

BEWERTUNG

☆ ☆ ☆ ☆ ☆

WOCHE 9

Datum _______________ **Uhrzeit** _______ **bis** _______

(Mo) (Di) (Mi) (Do) (Fr) (Sa) (So) **Motivation** [| | |]

KRAFTTRAINING

Übung	Satz 1	Satz 2	Satz 3	Satz 4	Satz 5

AUSDAUERTRAINING

FRÜHSTÜCK

Fett   Eiweiß   Kohlenhydrate   Kcal

MITTAGESSEN

Fett   Eiweiß   Kohlenhydrate   Kcal

ABENDESSEN

Fett   Eiweiß   Kohlenhydrate   Kcal

SNACKS

Fett   Eiweiß   Kohlenhydrate   Kcal

WASSER

☐ ☐ ☐ ☐ ☐ ☐ ☐ ☐ ☐

NOTIZEN

BEWERTUNG

☆ ☆ ☆ ☆ ☆

WOCHE 9

Datum _______________ **Uhrzeit** _______ **bis** _______

(Mo) (Di) (Mi) (Do) (Fr) (Sa) (So)   Motivation ▭▭▭▭

KRAFTTRAINING

Übung	Satz 1	Satz 2	Satz 3	Satz 4	Satz 5

AUSDAUERTRAINING

FRÜHSTÜCK

Fett   Eiweiß   Kohlenhydrate   Kcal

MITTAGESSEN

Fett   Eiweiß   Kohlenhydrate   Kcal

ABENDESSEN

Fett   Eiweiß   Kohlenhydrate   Kcal

SNACKS

Fett   Eiweiß   Kohlenhydrate   Kcal

WASSER

▯ ▯ ▯ ▯ ▯ ▯ ▯ ▯ ▯

NOTIZEN

BEWERTUNG

☆ ☆ ☆ ☆ ☆

WOCHE 9

📅 Datum _______________ 🕐 Uhrzeit______ bis______

(Mo) (Di) (Mi) (Do) (Fr) (Sa) (So)   Motivation ▭▭▭▭

KRAFTTRAINING

Übung	Satz 1	Satz 2	Satz 3	Satz 4	Satz 5

AUSDAUERTRAINING

FRÜHSTÜCK

Fett   Eiweiß   Kohlenhydrate   Kcal

MITTAGESSEN

Fett   Eiweiß   Kohlenhydrate   Kcal

ABENDESSEN

Fett   Eiweiß   Kohlenhydrate   Kcal

SNACKS

Fett   Eiweiß   Kohlenhydrate   Kcal

WASSER

▭ ▭ ▭ ▭ ▭ ▭ ▭ ▭ ▭

NOTIZEN

BEWERTUNG

☆ ☆ ☆ ☆ ☆

WOCHE 9

📅 Datum _________________ 🕐 Uhrzeit_______ bis_______

(Mo)(Di)(Mi)(Do)(Fr)(Sa)(So)   Motivation ▭▭▭▭

KRAFTTRAINING

Übung	Satz 1	Satz 2	Satz 3	Satz 4	Satz 5

AUSDAUERTRAINING

FRÜHSTÜCK

Fett   Eiweiß   Kohlenhydrate   Kcal

MITTAGESSEN

Fett   Eiweiß   Kohlenhydrate   Kcal

ABENDESSEN

Fett   Eiweiß   Kohlenhydrate   Kcal

SNACKS

Fett   Eiweiß   Kohlenhydrate   Kcal

WASSER

NOTIZEN

BEWERTUNG

☆ ☆ ☆ ☆ ☆

NOTIZEN

WOCHE 10

📅 Datum _________________ 🕐 Uhrzeit________ bis______

(Mo) (Di) (Mi) (Do) (Fr) (Sa) (So)   Motivation [| | |]

KRAFTTRAINING

Übung	Satz 1	Satz 2	Satz 3	Satz 4	Satz 5

AUSDAUERTRAINING

FRÜHSTÜCK

Fett   Eiweiß   Kohlenhydrate   Kcal

MITTAGESSEN

Fett   Eiweiß   Kohlenhydrate   Kcal

ABENDESSEN

Fett   Eiweiß   Kohlenhydrate   Kcal

SNACKS

Fett   Eiweiß   Kohlenhydrate   Kcal

WASSER

☐ ☐ ☐ ☐ ☐ ☐ ☐ ☐ ☐

NOTIZEN

BEWERTUNG

☆ ☆ ☆ ☆ ☆

WOCHE 10

Datum _______________ **Uhrzeit** _______ **bis** _______

(Mo) (Di) (Mi) (Do) (Fr) (Sa) (So) **Motivation**

KRAFTTRAINING

Übung	Satz 1	Satz 2	Satz 3	Satz 4	Satz 5

AUSDAUERTRAINING

FRÜHSTÜCK

Fett   Eiweiß   Kohlenhydrate   Kcal

MITTAGESSEN

Fett   Eiweiß   Kohlenhydrate   Kcal

ABENDESSEN

Fett   Eiweiß   Kohlenhydrate   Kcal

SNACKS

Fett   Eiweiß   Kohlenhydrate   Kcal

WASSER

NOTIZEN

BEWERTUNG

WOCHE 10

Datum _________________ **Uhrzeit** _______ **bis** _______

(Mo) (Di) (Mi) (Do) (Fr) (Sa) (So) **Motivation**

KRAFTTRAINING

Übung	Satz 1	Satz 2	Satz 3	Satz 4	Satz 5

AUSDAUERTRAINING

FRÜHSTÜCK

Fett   Eiweiß   Kohlenhydrate   Kcal

MITTAGESSEN

Fett   Eiweiß   Kohlenhydrate   Kcal

ABENDESSEN

Fett   Eiweiß   Kohlenhydrate   Kcal

SNACKS

Fett   Eiweiß   Kohlenhydrate   Kcal

WASSER

NOTIZEN

BEWERTUNG

☆ ☆ ☆ ☆ ☆

WOCHE 10

📅 Datum _________________ 🕐 Uhrzeit________ bis________

(Mo) (Di) (Mi) (Do) (Fr) (Sa) (So)   Motivation ▭▭▭▭

KRAFTTRAINING

Übung	Satz 1	Satz 2	Satz 3	Satz 4	Satz 5

AUSDAUERTRAINING

FRÜHSTÜCK

Fett   Eiweiß   Kohlenhydrate   Kcal

MITTAGESSEN

Fett   Eiweiß   Kohlenhydrate   Kcal

ABENDESSEN

Fett   Eiweiß   Kohlenhydrate   Kcal

SNACKS

Fett   Eiweiß   Kohlenhydrate   Kcal

WASSER

NOTIZEN

BEWERTUNG
☆ ☆ ☆ ☆ ☆

WOCHE 10

Datum _______________ Uhrzeit _______ bis _______

(Mo) (Di) (Mi) (Do) (Fr) (Sa) (So)   Motivation

KRAFTTRAINING

Übung	Satz 1	Satz 2	Satz 3	Satz 4	Satz 5

AUSDAUERTRAINING

FRÜHSTÜCK

Fett   Eiweiß   Kohlenhydrate   Kcal

MITTAGESSEN

Fett   Eiweiß   Kohlenhydrate   Kcal

ABENDESSEN

Fett   Eiweiß   Kohlenhydrate   Kcal

SNACKS

Fett   Eiweiß   Kohlenhydrate   Kcal

WASSER

NOTIZEN

BEWERTUNG
☆ ☆ ☆ ☆ ☆

WOCHE 10

Datum _______________ **Uhrzeit** _______ **bis** _______

(Mo) (Di) (Mi) (Do) (Fr) (Sa) (So)　　**Motivation**

KRAFTTRAINING

Übung	Satz 1	Satz 2	Satz 3	Satz 4	Satz 5

AUSDAUERTRAINING

FRÜHSTÜCK

Fett　　Eiweiß　　Kohlenhydrate　　Kcal

MITTAGESSEN

Fett　　Eiweiß　　Kohlenhydrate　　Kcal

ABENDESSEN

Fett　　Eiweiß　　Kohlenhydrate　　Kcal

SNACKS

Fett　　Eiweiß　　Kohlenhydrate　　Kcal

WASSER

NOTIZEN

BEWERTUNG
☆ ☆ ☆ ☆ ☆

WOCHE 10

Datum _________________ Uhrzeit________ bis________

(Mo) (Di) (Mi) (Do) (Fr) (Sa) (So) Motivation [| | |]

KRAFTTRAINING

Übung	Satz 1	Satz 2	Satz 3	Satz 4	Satz 5

AUSDAUERTRAINING

FRÜHSTÜCK

Fett   Eiweiß   Kohlenhydrate   Kcal

MITTAGESSEN

Fett   Eiweiß   Kohlenhydrate   Kcal

ABENDESSEN

Fett   Eiweiß   Kohlenhydrate   Kcal

SNACKS

Fett   Eiweiß   Kohlenhydrate   Kcal

WASSER

NOTIZEN

BEWERTUNG

☆ ☆ ☆ ☆ ☆

NOTIZEN

WOCHE 11

Datum _________________ **Uhrzeit** _______ bis _______

(Mo) (Di) (Mi) (Do) (Fr) (Sa) (So)   Motivation ▢▢▢▢

KRAFTTRAINING

Übung	Satz 1	Satz 2	Satz 3	Satz 4	Satz 5

AUSDAUERTRAINING

FRÜHSTÜCK

Fett   Eiweiß   Kohlenhydrate   Kcal

MITTAGESSEN

Fett   Eiweiß   Kohlenhydrate   Kcal

ABENDESSEN

Fett   Eiweiß   Kohlenhydrate   Kcal

SNACKS

Fett   Eiweiß   Kohlenhydrate   Kcal

WASSER

▯ ▯ ▯ ▯ ▯ ▯ ▯ ▯ ▯ ▯

NOTIZEN

BEWERTUNG

☆ ☆ ☆ ☆ ☆

WOCHE 11

📅 Datum ___________________ 🕐 Uhrzeit________ bis_______

(Mo) (Di) (Mi) (Do) (Fr) (Sa) (So) Motivation ⬡⬡⬡⬡

KRAFTTRAINING

Übung	Satz 1	Satz 2	Satz 3	Satz 4	Satz 5

AUSDAUERTRAINING

FRÜHSTÜCK

Fett   Eiweiß   Kohlenhydrate   Kcal

MITTAGESSEN

Fett   Eiweiß   Kohlenhydrate   Kcal

ABENDESSEN

Fett   Eiweiß   Kohlenhydrate   Kcal

SNACKS

Fett   Eiweiß   Kohlenhydrate   Kcal

WASSER

☐ ☐ ☐ ☐ ☐ ☐ ☐ ☐ ☐

NOTIZEN

BEWERTUNG

☆ ☆ ☆ ☆ ☆

WOCHE 11

Datum _________________ Uhrzeit_______ bis_______

(Mo) (Di) (Mi) (Do) (Fr) (Sa) (So)   Motivation

KRAFTTRAINING

Übung	Satz 1	Satz 2	Satz 3	Satz 4	Satz 5

AUSDAUERTRAINING

FRÜHSTÜCK

Fett — Eiweiß — Kohlenhydrate — Kcal

MITTAGESSEN

Fett — Eiweiß — Kohlenhydrate — Kcal

ABENDESSEN

Fett — Eiweiß — Kohlenhydrate — Kcal

SNACKS

Fett — Eiweiß — Kohlenhydrate — Kcal

WASSER

NOTIZEN

BEWERTUNG
☆ ☆ ☆ ☆ ☆

WOCHE 11

Datum _______________ **Uhrzeit** _______ **bis** _______

Mo Di Mi Do Fr Sa So   Motivation

KRAFTTRAINING

Übung	Satz 1	Satz 2	Satz 3	Satz 4	Satz 5

AUSDAUERTRAINING

FRÜHSTÜCK

Fett   Eiweiß   Kohlenhydrate   Kcal

MITTAGESSEN

Fett   Eiweiß   Kohlenhydrate   Kcal

ABENDESSEN

Fett   Eiweiß   Kohlenhydrate   Kcal

SNACKS

Fett   Eiweiß   Kohlenhydrate   Kcal

WASSER

NOTIZEN

BEWERTUNG

WOCHE 11

Datum _______________ **Uhrzeit** _______ bis _______

(Mo) (Di) (Mi) (Do) (Fr) (Sa) (So)   Motivation ⬚⬚⬚⬚

KRAFTTRAINING

Übung	Satz 1	Satz 2	Satz 3	Satz 4	Satz 5

AUSDAUERTRAINING

FRÜHSTÜCK

Fett   Eiweiß   Kohlenhydrate   Kcal

MITTAGESSEN

Fett   Eiweiß   Kohlenhydrate   Kcal

ABENDESSEN

Fett   Eiweiß   Kohlenhydrate   Kcal

SNACKS

Fett   Eiweiß   Kohlenhydrate   Kcal

WASSER

☐ ☐ ☐ ☐ ☐ ☐ ☐ ☐ ☐

NOTIZEN

BEWERTUNG

☆ ☆ ☆ ☆ ☆

WOCHE 11

Datum _________________ **Uhrzeit** _______ **bis** _______

(Mo) (Di) (Mi) (Do) (Fr) (Sa) (So) **Motivation**

KRAFTTRAINING

Übung	Satz 1	Satz 2	Satz 3	Satz 4	Satz 5

AUSDAUERTRAINING

FRÜHSTÜCK

Fett Eiweiß Kohlenhydrate Kcal

MITTAGESSEN

Fett Eiweiß Kohlenhydrate Kcal

ABENDESSEN

Fett Eiweiß Kohlenhydrate Kcal

SNACKS

Fett Eiweiß Kohlenhydrate Kcal

WASSER

NOTIZEN

BEWERTUNG

☆ ☆ ☆ ☆ ☆

WOCHE 11

Datum _______________ **Uhrzeit** _______ **bis** _______

(Mo) (Di) (Mi) (Do) (Fr) (Sa) (So)   **Motivation** ▢▢▢

KRAFTTRAINING

Übung	Satz 1	Satz 2	Satz 3	Satz 4	Satz 5

AUSDAUERTRAINING

FRÜHSTÜCK

Fett — Eiweiß — Kohlenhydrate — Kcal

MITTAGESSEN

Fett — Eiweiß — Kohlenhydrate — Kcal

ABENDESSEN

Fett — Eiweiß — Kohlenhydrate — Kcal

SNACKS

Fett — Eiweiß — Kohlenhydrate — Kcal

WASSER

▢▢▢▢▢▢▢▢▢

NOTIZEN

BEWERTUNG

☆☆☆☆☆

NOTIZEN

WOCHE 12

Datum _______________ **Uhrzeit** _______ bis _______

(Mo) (Di) (Mi) (Do) (Fr) (Sa) (So)   Motivation

KRAFTTRAINING

Übung	Satz 1	Satz 2	Satz 3	Satz 4	Satz 5

AUSDAUERTRAINING

FRÜHSTÜCK

Fett   Eiweiß   Kohlenhydrate   Kcal

MITTAGESSEN

Fett   Eiweiß   Kohlenhydrate   Kcal

ABENDESSEN

Fett   Eiweiß   Kohlenhydrate   Kcal

SNACKS

Fett   Eiweiß   Kohlenhydrate   Kcal

WASSER

NOTIZEN

BEWERTUNG

WOCHE 12

Datum _________________ Uhrzeit _______ bis _______

(Mo)(Di)(Mi)(Do)(Fr)(Sa)(So) Motivation ⬚⬚⬚

KRAFTTRAINING

Übung	Satz 1	Satz 2	Satz 3	Satz 4	Satz 5

AUSDAUERTRAINING

FRÜHSTÜCK

Fett   Eiweiß   Kohlenhydrate   Kcal

MITTAGESSEN

Fett   Eiweiß   Kohlenhydrate   Kcal

ABENDESSEN

Fett   Eiweiß   Kohlenhydrate   Kcal

SNACKS

Fett   Eiweiß   Kohlenhydrate   Kcal

WASSER

NOTIZEN

BEWERTUNG
☆ ☆ ☆ ☆ ☆

WOCHE 12

📅 Datum _______________ 🕐 Uhrzeit______ bis______

(Mo) (Di) (Mi) (Do) (Fr) (Sa) (So) Motivation ▭▭▭▭

KRAFTTRAINING

Übung	Satz 1	Satz 2	Satz 3	Satz 4	Satz 5

AUSDAUERTRAINING

FRÜHSTÜCK

Fett   Eiweiß   Kohlenhydrate   Kcal

MITTAGESSEN

Fett   Eiweiß   Kohlenhydrate   Kcal

ABENDESSEN

Fett   Eiweiß   Kohlenhydrate   Kcal

SNACKS

Fett   Eiweiß   Kohlenhydrate   Kcal

WASSER

▯ ▯ ▯ ▯ ▯ ▯ ▯ ▯ ▯

NOTIZEN

BEWERTUNG

☆ ☆ ☆ ☆ ☆

WOCHE 12

Datum _______________ **Uhrzeit** _______ bis _______

(Mo) (Di) (Mi) (Do) (Fr) (Sa) (So)   Motivation ⬚⬚⬚

KRAFTTRAINING

Übung	Satz 1	Satz 2	Satz 3	Satz 4	Satz 5

AUSDAUERTRAINING

FRÜHSTÜCK

Fett   Eiweiß   Kohlenhydrate   Kcal

MITTAGESSEN

Fett   Eiweiß   Kohlenhydrate   Kcal

ABENDESSEN

Fett   Eiweiß   Kohlenhydrate   Kcal

SNACKS

Fett   Eiweiß   Kohlenhydrate   Kcal

WASSER

NOTIZEN

BEWERTUNG

☆ ☆ ☆ ☆ ☆

WOCHE 12

Datum _______________ **Uhrzeit** _______ bis _______

(Mo) (Di) (Mi) (Do) (Fr) (Sa) (So)   Motivation

KRAFTTRAINING

Übung	Satz 1	Satz 2	Satz 3	Satz 4	Satz 5

AUSDAUERTRAINING

FRÜHSTÜCK

Fett   Eiweiß   Kohlenhydrate   Kcal

MITTAGESSEN

Fett   Eiweiß   Kohlenhydrate   Kcal

ABENDESSEN

Fett   Eiweiß   Kohlenhydrate   Kcal

SNACKS

Fett   Eiweiß   Kohlenhydrate   Kcal

WASSER

NOTIZEN

BEWERTUNG
☆ ☆ ☆ ☆ ☆

WOCHE 2

Datum _______________ **Uhrzeit** _______ bis _______

(Mo) (Di) (Mi) (Do) (Fr) (Sa) (So) **Motivation**

KRAFTTRAINING

Übung	Satz 1	Satz 2	Satz 3	Satz 4	Satz 5

AUSDAUERTRAINING

FRÜHSTÜCK

Fett   Eiweiß   Kohlenhydrate   Kcal

MITTAGESSEN

Fett   Eiweiß   Kohlenhydrate   Kcal

ABENDESSEN

Fett   Eiweiß   Kohlenhydrate   Kcal

SNACKS

Fett   Eiweiß   Kohlenhydrate   Kcal

WASSER

NOTIZEN

BEWERTUNG

☆ ☆ ☆ ☆ ☆

WOCHE 2

📅 **Datum** _________________ 🕐 **Uhrzeit** ______ **bis** ______

(Mo) (Di) (Mi) (Do) (Fr) (Sa) (So)   **Motivation** ⬚⬚⬚⬚

KRAFTTRAINING

Übung	Satz 1	Satz 2	Satz 3	Satz 4	Satz 5

AUSDAUERTRAINING

FRÜHSTÜCK

Fett   Eiweiß   Kohlenhydrate   Kcal

MITTAGESSEN

Fett   Eiweiß   Kohlenhydrate   Kcal

ABENDESSEN

Fett   Eiweiß   Kohlenhydrate   Kcal

SNACKS

Fett   Eiweiß   Kohlenhydrate   Kcal

WASSER

☐ ☐ ☐ ☐ ☐ ☐ ☐ ☐ ☐

NOTIZEN

BEWERTUNG

☆ ☆ ☆ ☆ ☆

NOTIZEN

WOCHE 3

📅 Datum _________________ 🕐 Uhrzeit _______ bis _______

(Mo) (Di) (Mi) (Do) (Fr) (Sa) (So)   Motivation ⬜⬜⬜

KRAFTTRAINING

Übung	Satz 1	Satz 2	Satz 3	Satz 4	Satz 5

AUSDAUERTRAINING

FRÜHSTÜCK

Fett Eiweiß Kohlenhydrate Kcal

MITTAGESSEN

Fett Eiweiß Kohlenhydrate Kcal

ABENDESSEN

Fett Eiweiß Kohlenhydrate Kcal

SNACKS

Fett Eiweiß Kohlenhydrate Kcal

WASSER

⬜⬜⬜⬜⬜⬜⬜⬜⬜

NOTIZEN

BEWERTUNG

☆☆☆☆☆

WOCHE 3

Datum _____________ **Uhrzeit** _______ bis _______

(Mo)(Di)(Mi)(Do)(Fr)(Sa)(So)   Motivation

KRAFTTRAINING

Übung	Satz 1	Satz 2	Satz 3	Satz 4	Satz 5

AUSDAUERTRAINING

FRÜHSTÜCK

Fett   Eiweiß   Kohlenhydrate   Kcal

MITTAGESSEN

Fett   Eiweiß   Kohlenhydrate   Kcal

ABENDESSEN

Fett   Eiweiß   Kohlenhydrate   Kcal

SNACKS

Fett   Eiweiß   Kohlenhydrate   Kcal

WASSER

NOTIZEN

BEWERTUNG

☆ ☆ ☆ ☆ ☆

WOCHE 3

📅 Datum _________________ 🕐 Uhrzeit________ bis________

(Mo) (Di) (Mi) (Do) (Fr) (Sa) (So)   Motivation ▭▭▭▭

KRAFTTRAINING

Übung	Satz 1	Satz 2	Satz 3	Satz 4	Satz 5

AUSDAUERTRAINING

FRÜHSTÜCK

Fett   Eiweiß   Kohlenhydrate   Kcal

MITTAGESSEN

Fett   Eiweiß   Kohlenhydrate   Kcal

ABENDESSEN

Fett   Eiweiß   Kohlenhydrate   Kcal

SNACKS

Fett   Eiweiß   Kohlenhydrate   Kcal

WASSER

▭ ▭ ▭ ▭ ▭ ▭ ▭ ▭ ▭ ▭

NOTIZEN

BEWERTUNG

☆ ☆ ☆ ☆ ☆

WOCHE 3

Datum _______________ **Uhrzeit** _______ bis _______

(Mo) (Di) (Mi) (Do) (Fr) (Sa) (So)   Motivation [| | |]

KRAFTTRAINING

Übung	Satz 1	Satz 2	Satz 3	Satz 4	Satz 5

AUSDAUERTRAINING

FRÜHSTÜCK

Fett   Eiweiß   Kohlenhydrate   Kcal

MITTAGESSEN

Fett   Eiweiß   Kohlenhydrate   Kcal

ABENDESSEN

Fett   Eiweiß   Kohlenhydrate   Kcal

SNACKS

Fett   Eiweiß   Kohlenhydrate   Kcal

WASSER

NOTIZEN

BEWERTUNG

☆ ☆ ☆ ☆ ☆

WOCHE 3

Datum _________________________ **Uhrzeit** _______ bis _______

(Mo) (Di) (Mi) (Do) (Fr) (Sa) (So) **Motivation** [| | |]

KRAFTTRAINING

Übung	Satz 1	Satz 2	Satz 3	Satz 4	Satz 5

AUSDAUERTRAINING

FRÜHSTÜCK

Fett   Eiweiß   Kohlenhydrate   Kcal

MITTAGESSEN

Fett   Eiweiß   Kohlenhydrate   Kcal

ABENDESSEN

Fett   Eiweiß   Kohlenhydrate   Kcal

SNACKS

Fett   Eiweiß   Kohlenhydrate   Kcal

WASSER

☐ ☐ ☐ ☐ ☐ ☐ ☐ ☐ ☐

NOTIZEN

BEWERTUNG

☆ ☆ ☆ ☆ ☆

WOCHE 3

📅 Datum _________________ 🕐 Uhrzeit _______ bis _______

(Mo) (Di) (Mi) (Do) (Fr) (Sa) (So)   Motivation [| | |]

KRAFTTRAINING

Übung	Satz 1	Satz 2	Satz 3	Satz 4	Satz 5

AUSDAUERTRAINING

FRÜHSTÜCK

Fett   Eiweiß   Kohlenhydrate   Kcal

MITTAGESSEN

Fett   Eiweiß   Kohlenhydrate   Kcal

ABENDESSEN

Fett   Eiweiß   Kohlenhydrate   Kcal

SNACKS

Fett   Eiweiß   Kohlenhydrate   Kcal

WASSER

☐ ☐ ☐ ☐ ☐ ☐ ☐ ☐ ☐

NOTIZEN

BEWERTUNG

☆ ☆ ☆ ☆ ☆

WOCHE 3

📅 Datum _________________ 🕐 Uhrzeit _______ bis _______

(Mo)(Di)(Mi)(Do)(Fr)(Sa)(So)   Motivation ▭▭▭▭

KRAFTTRAINING

Übung	Satz 1	Satz 2	Satz 3	Satz 4	Satz 5

AUSDAUERTRAINING

FRÜHSTÜCK

Fett   Eiweiß   Kohlenhydrate   Kcal

MITTAGESSEN

Fett   Eiweiß   Kohlenhydrate   Kcal

ABENDESSEN

Fett   Eiweiß   Kohlenhydrate   Kcal

SNACKS

Fett   Eiweiß   Kohlenhydrate   Kcal

WASSER

▯ ▯ ▯ ▯ ▯ ▯ ▯ ▯ ▯

NOTIZEN

BEWERTUNG

☆ ☆ ☆ ☆ ☆

NOTIZEN

WOCHE 4

📅 Datum _________________ 🕐 Uhrzeit_______ bis______

(Mo) (Di) (Mi) (Do) (Fr) (Sa) (So) Motivation ⬜⬜⬜⬜

KRAFTTRAINING

Übung	Satz 1	Satz 2	Satz 3	Satz 4	Satz 5

AUSDAUERTRAINING

FRÜHSTÜCK

Fett Eiweiß Kohlenhydrate Kcal

MITTAGESSEN

Fett Eiweiß Kohlenhydrate Kcal

ABENDESSEN

Fett Eiweiß Kohlenhydrate Kcal

SNACKS

Fett Eiweiß Kohlenhydrate Kcal

WASSER

⬜⬜⬜⬜⬜⬜⬜⬜⬜

NOTIZEN

BEWERTUNG

☆☆☆☆☆

WOCHE 4

Datum _________________ **Uhrzeit** _______ bis _______

(Mo) (Di) (Mi) (Do) (Fr) (Sa) (So)   Motivation ▭▭▭▭

KRAFTTRAINING

Übung	Satz 1	Satz 2	Satz 3	Satz 4	Satz 5

AUSDAUERTRAINING

FRÜHSTÜCK

Fett   Eiweiß   Kohlenhydrate   Kcal

MITTAGESSEN

Fett   Eiweiß   Kohlenhydrate   Kcal

ABENDESSEN

Fett   Eiweiß   Kohlenhydrate   Kcal

SNACKS

Fett   Eiweiß   Kohlenhydrate   Kcal

WASSER

▯ ▯ ▯ ▯ ▯ ▯ ▯ ▯ ▯ ▯

NOTIZEN

BEWERTUNG

☆ ☆ ☆ ☆ ☆

WOCHE 4

📅 Datum _________________ 🕐 Uhrzeit _______ bis _______

(Mo) (Di) (Mi) (Do) (Fr) (Sa) (So)   Motivation ⬚⬚⬚⬚

KRAFTTRAINING

Übung	Satz 1	Satz 2	Satz 3	Satz 4	Satz 5

AUSDAUERTRAINING

FRÜHSTÜCK

Fett   Eiweiß   Kohlenhydrate   Kcal

MITTAGESSEN

Fett   Eiweiß   Kohlenhydrate   Kcal

ABENDESSEN

Fett   Eiweiß   Kohlenhydrate   Kcal

SNACKS

Fett   Eiweiß   Kohlenhydrate   Kcal

WASSER

☐ ☐ ☐ ☐ ☐ ☐ ☐ ☐

NOTIZEN

BEWERTUNG

☆ ☆ ☆ ☆ ☆

WOCHE 4

Datum _____________ 🕐 **Uhrzeit** _______ **bis** _______

(Mo) (Di) (Mi) (Do) (Fr) (Sa) (So) **Motivation** ▭▭▭▭

KRAFTTRAINING

Übung	Satz 1	Satz 2	Satz 3	Satz 4	Satz 5

AUSDAUERTRAINING

FRÜHSTÜCK

Fett   Eiweiß   Kohlenhydrate   Kcal

MITTAGESSEN

Fett   Eiweiß   Kohlenhydrate   Kcal

ABENDESSEN

Fett   Eiweiß   Kohlenhydrate   Kcal

SNACKS

Fett   Eiweiß   Kohlenhydrate   Kcal

WASSER

▯▯▯▯▯▯▯▯▯

NOTIZEN

BEWERTUNG

☆ ☆ ☆ ☆ ☆

WOCHE 4

Datum _____________ Uhrzeit _______ bis _______

(Mo) (Di) (Mi) (Do) (Fr) (Sa) (So)   Motivation

KRAFTTRAINING

Übung	Satz 1	Satz 2	Satz 3	Satz 4	Satz 5

AUSDAUERTRAINING

FRÜHSTÜCK

Fett   Eiweiß   Kohlenhydrate   Kcal

MITTAGESSEN

Fett   Eiweiß   Kohlenhydrate   Kcal

ABENDESSEN

Fett   Eiweiß   Kohlenhydrate   Kcal

SNACKS

Fett   Eiweiß   Kohlenhydrate   Kcal

WASSER

NOTIZEN

BEWERTUNG

☆ ☆ ☆ ☆ ☆

WOCHE 4

📅 Datum ________________ 🕐 Uhrzeit ______ bis ______

(Mo)(Di)(Mi)(Do)(Fr)(Sa)(So)　　Motivation ▭▭▭▭

KRAFTTRAINING

Übung	Satz 1	Satz 2	Satz 3	Satz 4	Satz 5

AUSDAUERTRAINING

FRÜHSTÜCK

Fett　　Eiweiß　　Kohlenhydrate　　Kcal

MITTAGESSEN

Fett　　Eiweiß　　Kohlenhydrate　　Kcal

ABENDESSEN

Fett　　Eiweiß　　Kohlenhydrate　　Kcal

SNACKS

Fett　　Eiweiß　　Kohlenhydrate　　Kcal

WASSER

▢▢▢▢▢▢▢▢▢

NOTIZEN

BEWERTUNG

☆☆☆☆☆

WOCHE 4

📅 Datum _________________ 🕐 Uhrzeit _______ bis _______

(Mo) (Di) (Mi) (Do) (Fr) (Sa) (So)   Motivation [| | |]

KRAFTTRAINING

Übung	Satz 1	Satz 2	Satz 3	Satz 4	Satz 5

AUSDAUERTRAINING

FRÜHSTÜCK

Fett   Eiweiß   Kohlenhydrate   Kcal

MITTAGESSEN

Fett   Eiweiß   Kohlenhydrate   Kcal

ABENDESSEN

Fett   Eiweiß   Kohlenhydrate   Kcal

SNACKS

Fett   Eiweiß   Kohlenhydrate   Kcal

WASSER

NOTIZEN

BEWERTUNG

☆ ☆ ☆ ☆ ☆

NOTIZEN

WOCHE 5

Datum _________________ **Uhrzeit** _______ **bis** _______

(Mo) (Di) (Mi) (Do) (Fr) (Sa) (So)

Motivation ⬜⬜⬜⬜

KRAFTTRAINING

Übung	Satz 1	Satz 2	Satz 3	Satz 4	Satz 5

AUSDAUERTRAINING

FRÜHSTÜCK

Fett — Eiweiß — Kohlenhydrate — Kcal

MITTAGESSEN

Fett — Eiweiß — Kohlenhydrate — Kcal

ABENDESSEN

Fett — Eiweiß — Kohlenhydrate — Kcal

SNACKS

Fett — Eiweiß — Kohlenhydrate — Kcal

WASSER

⬜⬜⬜⬜⬜⬜⬜⬜⬜

NOTIZEN

BEWERTUNG

☆☆☆☆☆

WOCHE 5

Datum _________________ **Uhrzeit** _______ **bis** _______

(Mo) (Di) (Mi) (Do) (Fr) (Sa) (So)   **Motivation**

KRAFTTRAINING

Übung	Satz 1	Satz 2	Satz 3	Satz 4	Satz 5

AUSDAUERTRAINING

FRÜHSTÜCK

Fett   Eiweiß   Kohlenhydrate   Kcal

MITTAGESSEN

Fett   Eiweiß   Kohlenhydrate   Kcal

ABENDESSEN

Fett   Eiweiß   Kohlenhydrate   Kcal

SNACKS

Fett   Eiweiß   Kohlenhydrate   Kcal

WASSER

NOTIZEN

BEWERTUNG

WOCHE 5

Datum ____________ **Uhrzeit** _____ **bis** _____

(Mo) (Di) (Mi) (Do) (Fr) (Sa) (So) Motivation

KRAFTTRAINING

Übung	Satz 1	Satz 2	Satz 3	Satz 4	Satz 5

AUSDAUERTRAINING

FRÜHSTÜCK

Fett   Eiweiß   Kohlenhydrate   Kcal

MITTAGESSEN

Fett   Eiweiß   Kohlenhydrate   Kcal

ABENDESSEN

Fett   Eiweiß   Kohlenhydrate   Kcal

SNACKS

Fett   Eiweiß   Kohlenhydrate   Kcal

WASSER

NOTIZEN

BEWERTUNG

☆ ☆ ☆ ☆ ☆

WOCHE 5

Datum _________________ **Uhrzeit** _______ bis _______

(Mo)(Di)(Mi)(Do)(Fr)(Sa)(So)   Motivation ☐☐☐☐

KRAFTTRAINING

Übung	Satz 1	Satz 2	Satz 3	Satz 4	Satz 5

AUSDAUERTRAINING

FRÜHSTÜCK

Fett   Eiweiß   Kohlenhydrate   Kcal

MITTAGESSEN

Fett   Eiweiß   Kohlenhydrate   Kcal

ABENDESSEN

Fett   Eiweiß   Kohlenhydrate   Kcal

SNACKS

Fett   Eiweiß   Kohlenhydrate   Kcal

WASSER

☐☐☐☐☐☐☐☐☐

NOTIZEN

BEWERTUNG

☆☆☆☆☆

WOCHE 5

Datum ______________ **Uhrzeit** ______ bis ______

(Mo) (Di) (Mi) (Do) (Fr) (Sa) (So)   **Motivation** [| | |]

— KRAFTTRAINING —

Übung	Satz 1	Satz 2	Satz 3	Satz 4	Satz 5

— AUSDAUERTRAINING —

— FRÜHSTÜCK —

Fett   Eiweiß   Kohlenhydrate   Kcal

— MITTAGESSEN —

Fett   Eiweiß   Kohlenhydrate   Kcal

— ABENDESSEN —

Fett   Eiweiß   Kohlenhydrate   Kcal

— SNACKS —

Fett   Eiweiß   Kohlenhydrate   Kcal

WASSER

— NOTIZEN —

BEWERTUNG

☆ ☆ ☆ ☆ ☆

WOCHE 5

Datum _________________ **Uhrzeit** _______ **bis** _______

(Mo) (Di) (Mi) (Do) (Fr) (Sa) (So)   **Motivation**

KRAFTTRAINING

Übung	Satz 1	Satz 2	Satz 3	Satz 4	Satz 5

AUSDAUERTRAINING

FRÜHSTÜCK

Fett   Eiweiß   Kohlenhydrate   Kcal

MITTAGESSEN

Fett   Eiweiß   Kohlenhydrate   Kcal

ABENDESSEN

Fett   Eiweiß   Kohlenhydrate   Kcal

SNACKS

Fett   Eiweiß   Kohlenhydrate   Kcal

WASSER

NOTIZEN

BEWERTUNG

☆ ☆ ☆ ☆ ☆

WOCHE 5

Datum _______________ **Uhrzeit** _______ **bis** _______

(Mo) (Di) (Mi) (Do) (Fr) (Sa) (So)   Motivation [| | |]

KRAFTTRAINING

Übung	Satz 1	Satz 2	Satz 3	Satz 4	Satz 5

AUSDAUERTRAINING

FRÜHSTÜCK

Fett   Eiweiß   Kohlenhydrate   Kcal

MITTAGESSEN

Fett   Eiweiß   Kohlenhydrate   Kcal

ABENDESSEN

Fett   Eiweiß   Kohlenhydrate   Kcal

SNACKS

Fett   Eiweiß   Kohlenhydrate   Kcal

WASSER

☐ ☐ ☐ ☐ ☐ ☐ ☐ ☐ ☐

NOTIZEN

BEWERTUNG

☆ ☆ ☆ ☆ ☆

NOTIZEN

WOCHE 6

📅 Datum _________________ 🕐 Uhrzeit _______ bis _______

(Mo) (Di) (Mi) (Do) (Fr) (Sa) (So)   Motivation [| | |]

KRAFTTRAINING

Übung	Satz 1	Satz 2	Satz 3	Satz 4	Satz 5

AUSDAUERTRAINING

FRÜHSTÜCK

Fett   Eiweiß   Kohlenhydrate   Kcal

MITTAGESSEN

Fett   Eiweiß   Kohlenhydrate   Kcal

ABENDESSEN

Fett   Eiweiß   Kohlenhydrate   Kcal

SNACKS

Fett   Eiweiß   Kohlenhydrate   Kcal

WASSER

NOTIZEN

BEWERTUNG

☆ ☆ ☆ ☆ ☆

WOCHE 6

📅 Datum ________________ 🕐 Uhrzeit ______ bis ______

(Mo) (Di) (Mi) (Do) (Fr) (Sa) (So)   Motivation ▭▭▭▭

KRAFTTRAINING

Übung	Satz 1	Satz 2	Satz 3	Satz 4	Satz 5

AUSDAUERTRAINING

FRÜHSTÜCK

Fett   Eiweiß   Kohlenhydrate   Kcal

MITTAGESSEN

Fett   Eiweiß   Kohlenhydrate   Kcal

ABENDESSEN

Fett   Eiweiß   Kohlenhydrate   Kcal

SNACKS

Fett   Eiweiß   Kohlenhydrate   Kcal

WASSER

☐ ☐ ☐ ☐ ☐ ☐ ☐ ☐ ☐

NOTIZEN

BEWERTUNG

☆ ☆ ☆ ☆ ☆

WOCHE 6

Datum _______________ **Uhrzeit** _______ bis _______

(Mo) (Di) (Mi) (Do) (Fr) (Sa) (So) **Motivation**

KRAFTTRAINING

Übung	Satz 1	Satz 2	Satz 3	Satz 4	Satz 5

AUSDAUERTRAINING

FRÜHSTÜCK

Fett   Eiweiß   Kohlenhydrate   Kcal

MITTAGESSEN

Fett   Eiweiß   Kohlenhydrate   Kcal

ABENDESSEN

Fett   Eiweiß   Kohlenhydrate   Kcal

SNACKS

Fett   Eiweiß   Kohlenhydrate   Kcal

WASSER

NOTIZEN

BEWERTUNG
☆ ☆ ☆ ☆ ☆

WOCHE 6

📅 Datum _______________ **🕐 Uhrzeit** _______ **bis** _______

(Mo)(Di)(Mi)(Do)(Fr)(Sa)(So) **Motivation** [| | |]

KRAFTTRAINING

Übung	Satz 1	Satz 2	Satz 3	Satz 4	Satz 5

AUSDAUERTRAINING

FRÜHSTÜCK

Fett   Eiweiß   Kohlenhydrate   Kcal

MITTAGESSEN

Fett   Eiweiß   Kohlenhydrate   Kcal

ABENDESSEN

Fett   Eiweiß   Kohlenhydrate   Kcal

SNACKS

Fett   Eiweiß   Kohlenhydrate   Kcal

WASSER

☐ ☐ ☐ ☐ ☐ ☐ ☐ ☐ ☐

NOTIZEN

BEWERTUNG

☆ ☆ ☆ ☆ ☆

WOCHE 6

Datum _____________ **Uhrzeit** _____ **bis** _____

(Mo)(Di)(Mi)(Do)(Fr)(Sa)(So)   **Motivation** [| | |]

KRAFTTRAINING

Übung	Satz 1	Satz 2	Satz 3	Satz 4	Satz 5

AUSDAUERTRAINING

FRÜHSTÜCK

Fett   Eiweiß   Kohlenhydrate   Kcal

MITTAGESSEN

Fett   Eiweiß   Kohlenhydrate   Kcal

ABENDESSEN

Fett   Eiweiß   Kohlenhydrate   Kcal

SNACKS

Fett   Eiweiß   Kohlenhydrate   Kcal

WASSER

☐ ☐ ☐ ☐ ☐ ☐ ☐ ☐ ☐

NOTIZEN

BEWERTUNG

☆ ☆ ☆ ☆ ☆

WOCHE 6

Datum _______________ **Uhrzeit** _______ **bis** _______

(Mo) (Di) (Mi) (Do) (Fr) (Sa) (So)   **Motivation**

KRAFTTRAINING

Übung	Satz 1	Satz 2	Satz 3	Satz 4	Satz 5

AUSDAUERTRAINING

FRÜHSTÜCK

Fett   Eiweiß   Kohlenhydrate   Kcal

MITTAGESSEN

Fett   Eiweiß   Kohlenhydrate   Kcal

ABENDESSEN

Fett   Eiweiß   Kohlenhydrate   Kcal

SNACKS

Fett   Eiweiß   Kohlenhydrate   Kcal

WASSER

NOTIZEN

BEWERTUNG

☆ ☆ ☆ ☆ ☆

WOCHE 6

📅 Datum _______________ **🕐 Uhrzeit** _______ **bis** _______

(Mo) (Di) (Mi) (Do) (Fr) (Sa) (So)   **Motivation** ⬡⬡⬡⬡

KRAFTTRAINING

Übung	Satz 1	Satz 2	Satz 3	Satz 4	Satz 5
....	....	....	....	....	....
....	....	....	....	....	....
....	....	....	....	....	....
....	....	....	....	....	....
....	....	....	....	....	....
....	....	....	....	....	....
....	....	....	....	....	....
....	....	....	....	....	....
....	....	....	....	....	....
....	....	....	....	....	....

AUSDAUERTRAINING

FRÜHSTÜCK

Fett   Eiweiß   Kohlenhydrate   Kcal

MITTAGESSEN

Fett   Eiweiß   Kohlenhydrate   Kcal

ABENDESSEN

Fett   Eiweiß   Kohlenhydrate   Kcal

SNACKS

Fett   Eiweiß   Kohlenhydrate   Kcal

WASSER

☐ ☐ ☐ ☐ ☐ ☐ ☐ ☐ ☐

NOTIZEN

BEWERTUNG

☆ ☆ ☆ ☆ ☆

NOTIZEN

WOCHE 7

Datum _______________ **Uhrzeit** _______ **bis** _______

(Mo) (Di) (Mi) (Do) (Fr) (Sa) (So)   **Motivation** [| | |]

KRAFTTRAINING

Übung	Satz 1	Satz 2	Satz 3	Satz 4	Satz 5

AUSDAUERTRAINING

FRÜHSTÜCK

Fett　Eiweiß　Kohlenhydrate　Kcal

MITTAGESSEN

Fett　Eiweiß　Kohlenhydrate　Kcal

ABENDESSEN

Fett　Eiweiß　Kohlenhydrate　Kcal

SNACKS

Fett　Eiweiß　Kohlenhydrate　Kcal

WASSER

NOTIZEN

BEWERTUNG

☆ ☆ ☆ ☆ ☆

WOCHE 7

📅 Datum ________________ 🕐 Uhrzeit________ bis________

(Mo) (Di) (Mi) (Do) (Fr) (Sa) (So)   Motivation [| | |]

KRAFTTRAINING

Übung	Satz 1	Satz 2	Satz 3	Satz 4	Satz 5

AUSDAUERTRAINING

FRÜHSTÜCK

Fett   Eiweiß   Kohlenhydrate   Kcal

MITTAGESSEN

Fett   Eiweiß   Kohlenhydrate   Kcal

ABENDESSEN

Fett   Eiweiß   Kohlenhydrate   Kcal

SNACKS

Fett   Eiweiß   Kohlenhydrate   Kcal

WASSER

☐ ☐ ☐ ☐ ☐ ☐ ☐ ☐ ☐

NOTIZEN

BEWERTUNG

☆ ☆ ☆ ☆ ☆

WOCHE 7

Datum _______________ **Uhrzeit** _______ **bis** _______

(Mo) (Di) (Mi) (Do) (Fr) (Sa) (So)   **Motivation**

KRAFTTRAINING

Übung	Satz 1	Satz 2	Satz 3	Satz 4	Satz 5

AUSDAUERTRAINING

FRÜHSTÜCK

Fett   Eiweiß   Kohlenhydrate   Kcal

MITTAGESSEN

Fett   Eiweiß   Kohlenhydrate   Kcal

ABENDESSEN

Fett   Eiweiß   Kohlenhydrate   Kcal

SNACKS

Fett   Eiweiß   Kohlenhydrate   Kcal

WASSER

NOTIZEN

BEWERTUNG

☆ ☆ ☆ ☆ ☆

WOCHE 7

Datum _______________ **Uhrzeit** _______ **bis** _______

(Mo) (Di) (Mi) (Do) (Fr) (Sa) (So) **Motivation** [| | |]

KRAFTTRAINING

Übung	Satz 1	Satz 2	Satz 3	Satz 4	Satz 5

AUSDAUERTRAINING

FRÜHSTÜCK

Fett   Eiweiß   Kohlenhydrate   Kcal

MITTAGESSEN

Fett   Eiweiß   Kohlenhydrate   Kcal

ABENDESSEN

Fett   Eiweiß   Kohlenhydrate   Kcal

SNACKS

Fett   Eiweiß   Kohlenhydrate   Kcal

WASSER

NOTIZEN

BEWERTUNG

☆ ☆ ☆ ☆ ☆

WOCHE 7

Datum _______________ **Uhrzeit** _______ bis _______

(Mo)(Di)(Mi)(Do)(Fr)(Sa)(So)   Motivation [| | |]

KRAFTTRAINING

Übung	Satz 1	Satz 2	Satz 3	Satz 4	Satz 5

AUSDAUERTRAINING

FRÜHSTÜCK

Fett   Eiweiß   Kohlenhydrate   Kcal

MITTAGESSEN

Fett   Eiweiß   Kohlenhydrate   Kcal

ABENDESSEN

Fett   Eiweiß   Kohlenhydrate   Kcal

SNACKS

Fett   Eiweiß   Kohlenhydrate   Kcal

WASSER

NOTIZEN

BEWERTUNG

☆ ☆ ☆ ☆ ☆

WOCHE 7

Datum _________________ **Uhrzeit** _______ **bis** _______

(Mo) (Di) (Mi) (Do) (Fr) (Sa) (So)   Motivation ⬜⬜⬜

KRAFTTRAINING

Übung	Satz 1	Satz 2	Satz 3	Satz 4	Satz 5

AUSDAUERTRAINING

FRÜHSTÜCK

Fett   Eiweiß   Kohlenhydrate   Kcal

MITTAGESSEN

Fett   Eiweiß   Kohlenhydrate   Kcal

ABENDESSEN

Fett   Eiweiß   Kohlenhydrate   Kcal

SNACKS

Fett   Eiweiß   Kohlenhydrate   Kcal

WASSER

⬜ ⬜ ⬜ ⬜ ⬜ ⬜ ⬜ ⬜ ⬜

NOTIZEN

BEWERTUNG

☆ ☆ ☆ ☆ ☆

WOCHE 7

📅 Datum _________________ 🕐 Uhrzeit _______ bis _______

(Mo) (Di) (Mi) (Do) (Fr) (Sa) (So)   Motivation ⬚⬚⬚⬚

KRAFTTRAINING

Übung	Satz 1	Satz 2	Satz 3	Satz 4	Satz 5

AUSDAUERTRAINING

FRÜHSTÜCK

Fett   Eiweiß   Kohlenhydrate   Kcal

MITTAGESSEN

Fett   Eiweiß   Kohlenhydrate   Kcal

ABENDESSEN

Fett   Eiweiß   Kohlenhydrate   Kcal

SNACKS

Fett   Eiweiß   Kohlenhydrate   Kcal

WASSER

NOTIZEN

BEWERTUNG

☆☆☆☆☆

NOTIZEN

WOCHE 8

Datum _________________ **Uhrzeit** _______ bis _______

(Mo) (Di) (Mi) (Do) (Fr) (Sa) (So)   Motivation ⬚⬚⬚⬚

KRAFTTRAINING

Übung	Satz 1	Satz 2	Satz 3	Satz 4	Satz 5

AUSDAUERTRAINING

FRÜHSTÜCK

Fett   Eiweiß   Kohlenhydrate   Kcal

MITTAGESSEN

Fett   Eiweiß   Kohlenhydrate   Kcal

ABENDESSEN

Fett   Eiweiß   Kohlenhydrate   Kcal

SNACKS

Fett   Eiweiß   Kohlenhydrate   Kcal

WASSER

⬚ ⬚ ⬚ ⬚ ⬚ ⬚ ⬚ ⬚ ⬚

NOTIZEN

BEWERTUNG

☆ ☆ ☆ ☆ ☆

WOCHE 8

Datum ________________ Uhrzeit______ bis______

(Mo) (Di) (Mi) (Do) (Fr) (Sa) (So)   Motivation

KRAFTTRAINING

Übung	Satz 1	Satz 2	Satz 3	Satz 4	Satz 5

AUSDAUERTRAINING

FRÜHSTÜCK

Fett   Eiweiß   Kohlenhydrate   Kcal

MITTAGESSEN

Fett   Eiweiß   Kohlenhydrate   Kcal

ABENDESSEN

Fett   Eiweiß   Kohlenhydrate   Kcal

SNACKS

Fett   Eiweiß   Kohlenhydrate   Kcal

WASSER

NOTIZEN

BEWERTUNG

☆ ☆ ☆ ☆ ☆

WOCHE 8

📅 Datum _________________ 🕐 Uhrzeit______ bis______

(Mo) (Di) (Mi) (Do) (Fr) (Sa) (So)   Motivation ▭▭▭▭

KRAFTTRAINING

Übung	Satz 1	Satz 2	Satz 3	Satz 4	Satz 5

AUSDAUERTRAINING

FRÜHSTÜCK

Fett   Eiweiß   Kohlenhydrate   Kcal

MITTAGESSEN

Fett   Eiweiß   Kohlenhydrate   Kcal

ABENDESSEN

Fett   Eiweiß   Kohlenhydrate   Kcal

SNACKS

Fett   Eiweiß   Kohlenhydrate   Kcal

WASSER

▽ ▽ ▽ ▽ ▽ ▽ ▽ ▽ ▽

NOTIZEN

BEWERTUNG

☆ ☆ ☆ ☆ ☆

WOCHE 8

Datum _______________ **Uhrzeit** _______ bis _______

(Mo)(Di)(Mi)(Do)(Fr)(Sa)(So) Motivation ▢▢▢▢

KRAFTTRAINING

Übung	Satz 1	Satz 2	Satz 3	Satz 4	Satz 5

AUSDAUERTRAINING

FRÜHSTÜCK

Fett   Eiweiß   Kohlenhydrate   Kcal

MITTAGESSEN

Fett   Eiweiß   Kohlenhydrate   Kcal

ABENDESSEN

Fett   Eiweiß   Kohlenhydrate   Kcal

SNACKS

Fett   Eiweiß   Kohlenhydrate   Kcal

WASSER

▢▢▢▢▢▢▢▢▢▢

NOTIZEN

BEWERTUNG

☆☆☆☆☆

WOCHE 8

Datum _________________ **Uhrzeit** _______ bis _______

(Mo) (Di) (Mi) (Do) (Fr) (Sa) (So)   Motivation ▭▭▭▭

KRAFTTRAINING

Übung	Satz 1	Satz 2	Satz 3	Satz 4	Satz 5

AUSDAUERTRAINING

FRÜHSTÜCK

Fett   Eiweiß   Kohlenhydrate   Kcal

MITTAGESSEN

Fett   Eiweiß   Kohlenhydrate   Kcal

ABENDESSEN

Fett   Eiweiß   Kohlenhydrate   Kcal

SNACKS

Fett   Eiweiß   Kohlenhydrate   Kcal

WASSER

▯ ▯ ▯ ▯ ▯ ▯ ▯ ▯ ▯

NOTIZEN

BEWERTUNG

☆ ☆ ☆ ☆ ☆

WOCHE 8

Datum _________________ **Uhrzeit** _______ bis ______

Mo Di Mi Do Fr Sa So   Motivation

KRAFTTRAINING

Übung	Satz 1	Satz 2	Satz 3	Satz 4	Satz 5

AUSDAUERTRAINING

FRÜHSTÜCK

Fett   Eiweiß   Kohlenhydrate   Kcal

MITTAGESSEN

Fett   Eiweiß   Kohlenhydrate   Kcal

ABENDESSEN

Fett   Eiweiß   Kohlenhydrate   Kcal

SNACKS

Fett   Eiweiß   Kohlenhydrate   Kcal

WASSER

NOTIZEN

BEWERTUNG

WOCHE 8

📅 Datum _________________ 🕐 Uhrzeit _______ bis _______

(Mo) (Di) (Mi) (Do) (Fr) (Sa) (So)   Motivation ▭▭▭▭

KRAFTTRAINING

Übung	Satz 1	Satz 2	Satz 3	Satz 4	Satz 5

AUSDAUERTRAINING

FRÜHSTÜCK

Fett   Eiweiß   Kohlenhydrate   Kcal

MITTAGESSEN

Fett   Eiweiß   Kohlenhydrate   Kcal

ABENDESSEN

Fett   Eiweiß   Kohlenhydrate   Kcal

SNACKS

Fett   Eiweiß   Kohlenhydrate   Kcal

WASSER

▯ ▯ ▯ ▯ ▯ ▯ ▯ ▯ ▯

NOTIZEN

BEWERTUNG

☆ ☆ ☆ ☆ ☆

NOTIZEN

WOCHE 9

📅 Datum ________________ 🕐 Uhrzeit________ bis________

(Mo) (Di) (Mi) (Do) (Fr) (Sa) (So)   Motivation [| | |]

KRAFTTRAINING

Übung	Satz 1	Satz 2	Satz 3	Satz 4	Satz 5

AUSDAUERTRAINING

FRÜHSTÜCK

Fett   Eiweiß   Kohlenhydrate   Kcal

MITTAGESSEN

Fett   Eiweiß   Kohlenhydrate   Kcal

ABENDESSEN

Fett   Eiweiß   Kohlenhydrate   Kcal

SNACKS

Fett   Eiweiß   Kohlenhydrate   Kcal

WASSER

NOTIZEN

BEWERTUNG

☆ ☆ ☆ ☆ ☆

WOCHE 9

Datum ________________ Uhrzeit ______ bis ______

(Mo) (Di) (Mi) (Do) (Fr) (Sa) (So)   Motivation

KRAFTTRAINING

Übung	Satz 1	Satz 2	Satz 3	Satz 4	Satz 5

AUSDAUERTRAINING

FRÜHSTÜCK

Fett   Eiweiß   Kohlenhydrate   Kcal

MITTAGESSEN

Fett   Eiweiß   Kohlenhydrate   Kcal

ABENDESSEN

Fett   Eiweiß   Kohlenhydrate   Kcal

SNACKS

Fett   Eiweiß   Kohlenhydrate   Kcal

WASSER

NOTIZEN

BEWERTUNG
☆ ☆ ☆ ☆ ☆

WOCHE 9

📅 Datum _______________ **🕐 Uhrzeit** _______ **bis** _______

(Mo) (Di) (Mi) (Do) (Fr) (Sa) (So)   Motivation ▢▢▢▢

— KRAFTTRAINING —

Übung	Satz 1	Satz 2	Satz 3	Satz 4	Satz 5

— AUSDAUERTRAINING —

┌ FRÜHSTÜCK ┐

Fett　　Eiweiß　　Kohlenhydrate　　Kcal

┌ MITTAGESSEN ┐

Fett　　Eiweiß　　Kohlenhydrate　　Kcal

┌ ABENDESSEN ┐

Fett　　Eiweiß　　Kohlenhydrate　　Kcal

┌ SNACKS ┐

Fett　　Eiweiß　　Kohlenhydrate　　Kcal

WASSER

▢ ▢ ▢ ▢ ▢ ▢ ▢ ▢ ▢ ▢

┌ NOTIZEN ┐

BEWERTUNG

☆ ☆ ☆ ☆ ☆

WOCHE 9

Datum _______________ **Uhrzeit**_______ bis_______

(Mo) (Di) (Mi) (Do) (Fr) (Sa) (So)   Motivation

KRAFTTRAINING

Übung	Satz 1	Satz 2	Satz 3	Satz 4	Satz 5

AUSDAUERTRAINING

FRÜHSTÜCK

Fett   Eiweiß   Kohlenhydrate   Kcal

MITTAGESSEN

Fett   Eiweiß   Kohlenhydrate   Kcal

ABENDESSEN

Fett   Eiweiß   Kohlenhydrate   Kcal

SNACKS

Fett   Eiweiß   Kohlenhydrate   Kcal

WASSER

NOTIZEN

BEWERTUNG

WOCHE 9

📅 Datum _________________ 🕐 Uhrzeit _______ bis _______

(Mo) (Di) (Mi) (Do) (Fr) (Sa) (So) Motivation ▭▭▭▭

KRAFTTRAINING

Übung	Satz 1	Satz 2	Satz 3	Satz 4	Satz 5

AUSDAUERTRAINING

FRÜHSTÜCK

Fett   Eiweiß   Kohlenhydrate   Kcal

MITTAGESSEN

Fett   Eiweiß   Kohlenhydrate   Kcal

ABENDESSEN

Fett   Eiweiß   Kohlenhydrate   Kcal

SNACKS

Fett   Eiweiß   Kohlenhydrate   Kcal

WASSER

☐ ☐ ☐ ☐ ☐ ☐ ☐ ☐ ☐

NOTIZEN

BEWERTUNG

☆ ☆ ☆ ☆ ☆

WOCHE 9

Datum _______________ **Uhrzeit** _______ **bis** _______

(Mo)(Di)(Mi)(Do)(Fr)(Sa)(So)   **Motivation** [| | |]

KRAFTTRAINING

Übung	Satz 1	Satz 2	Satz 3	Satz 4	Satz 5

AUSDAUERTRAINING

FRÜHSTÜCK

Fett   Eiweiß   Kohlenhydrate   Kcal

MITTAGESSEN

Fett   Eiweiß   Kohlenhydrate   Kcal

ABENDESSEN

Fett   Eiweiß   Kohlenhydrate   Kcal

SNACKS

Fett   Eiweiß   Kohlenhydrate   Kcal

WASSER

NOTIZEN

BEWERTUNG

☆ ☆ ☆ ☆ ☆

WOCHE 9

📅 Datum _______________ 🕐 Uhrzeit______ bis______

(Mo) (Di) (Mi) (Do) (Fr) (Sa) (So) Motivation ⬚⬚⬚⬚

KRAFTTRAINING

Übung	Satz 1	Satz 2	Satz 3	Satz 4	Satz 5

AUSDAUERTRAINING

FRÜHSTÜCK

Fett   Eiweiß   Kohlenhydrate   Kcal

MITTAGESSEN

Fett   Eiweiß   Kohlenhydrate   Kcal

ABENDESSEN

Fett   Eiweiß   Kohlenhydrate   Kcal

SNACKS

Fett   Eiweiß   Kohlenhydrate   Kcal

WASSER

NOTIZEN

BEWERTUNG

☆ ☆ ☆ ☆ ☆

NOTIZEN

WOCHE 10

📅 Datum _______________ 🕐 Uhrzeit _______ bis _______

(Mo) (Di) (Mi) (Do) (Fr) (Sa) (So)   Motivation [| | |]

KRAFTTRAINING

Übung	Satz 1	Satz 2	Satz 3	Satz 4	Satz 5

AUSDAUERTRAINING

FRÜHSTÜCK

Fett   Eiweiß   Kohlenhydrate   Kcal

MITTAGESSEN

Fett   Eiweiß   Kohlenhydrate   Kcal

ABENDESSEN

Fett   Eiweiß   Kohlenhydrate   Kcal

SNACKS

Fett   Eiweiß   Kohlenhydrate   Kcal

WASSER

☐ ☐ ☐ ☐ ☐ ☐ ☐ ☐ ☐

NOTIZEN

BEWERTUNG

☆ ☆ ☆ ☆ ☆

WOCHE 10

Datum __________________ **Uhrzeit** _______ **bis** _______

(Mo) (Di) (Mi) (Do) (Fr) (Sa) (So)   **Motivation**

KRAFTTRAINING

Übung	Satz 1	Satz 2	Satz 3	Satz 4	Satz 5

AUSDAUERTRAINING

FRÜHSTÜCK

Fett   Eiweiß   Kohlenhydrate   Kcal

MITTAGESSEN

Fett   Eiweiß   Kohlenhydrate   Kcal

ABENDESSEN

Fett   Eiweiß   Kohlenhydrate   Kcal

SNACKS

Fett   Eiweiß   Kohlenhydrate   Kcal

WASSER

NOTIZEN

BEWERTUNG

☆ ☆ ☆ ☆ ☆

WOCHE 10

Datum _______________ **Uhrzeit** _______ bis _______

(Mo) (Di) (Mi) (Do) (Fr) (Sa) (So)   **Motivation** ▢▢▢

KRAFTTRAINING

Übung	Satz 1	Satz 2	Satz 3	Satz 4	Satz 5

AUSDAUERTRAINING

FRÜHSTÜCK

Fett   Eiweiß   Kohlenhydrate   Kcal

MITTAGESSEN

Fett   Eiweiß   Kohlenhydrate   Kcal

ABENDESSEN

Fett   Eiweiß   Kohlenhydrate   Kcal

SNACKS

Fett   Eiweiß   Kohlenhydrate   Kcal

WASSER

▢▢▢▢▢▢▢▢▢

NOTIZEN

BEWERTUNG

☆☆☆☆☆

WOCHE 10

Datum ______________________   **Uhrzeit** _______ bis _______

(Mo) (Di) (Mi) (Do) (Fr) (Sa) (So)   Motivation ☐☐☐☐

KRAFTTRAINING

Übung	Satz 1	Satz 2	Satz 3	Satz 4	Satz 5

AUSDAUERTRAINING

FRÜHSTÜCK

Fett   Eiweiß   Kohlenhydrate   Kcal

MITTAGESSEN

Fett   Eiweiß   Kohlenhydrate   Kcal

ABENDESSEN

Fett   Eiweiß   Kohlenhydrate   Kcal

SNACKS

Fett   Eiweiß   Kohlenhydrate   Kcal

WASSER

☐☐☐☐☐☐☐☐☐

NOTIZEN

BEWERTUNG

☆☆☆☆☆

WOCHE 10

Datum _______________ Uhrzeit _______ bis _______

(Mo) (Di) (Mi) (Do) (Fr) (Sa) (So)   Motivation

KRAFTTRAINING

Übung	Satz 1	Satz 2	Satz 3	Satz 4	Satz 5

AUSDAUERTRAINING

FRÜHSTÜCK

Fett   Eiweiß   Kohlenhydrate   Kcal

MITTAGESSEN

Fett   Eiweiß   Kohlenhydrate   Kcal

ABENDESSEN

Fett   Eiweiß   Kohlenhydrate   Kcal

SNACKS

Fett   Eiweiß   Kohlenhydrate   Kcal

WASSER

NOTIZEN

BEWERTUNG

☆ ☆ ☆ ☆ ☆

WOCHE 10

Datum _________________ Uhrzeit _______ bis _______

(Mo) (Di) (Mi) (Do) (Fr) (Sa) (So)   Motivation

KRAFTTRAINING

Übung	Satz 1	Satz 2	Satz 3	Satz 4	Satz 5

AUSDAUERTRAINING

FRÜHSTÜCK

Fett   Eiweiß   Kohlenhydrate   Kcal

MITTAGESSEN

Fett   Eiweiß   Kohlenhydrate   Kcal

ABENDESSEN

Fett   Eiweiß   Kohlenhydrate   Kcal

SNACKS

Fett   Eiweiß   Kohlenhydrate   Kcal

WASSER

NOTIZEN

BEWERTUNG

WOCHE 10

Datum _______________ **Uhrzeit** ______ bis ______

(Mo)(Di)(Mi)(Do)(Fr)(Sa)(So) **Motivation** [| | |]

KRAFTTRAINING

Übung	Satz 1	Satz 2	Satz 3	Satz 4	Satz 5

AUSDAUERTRAINING

FRÜHSTÜCK

Fett Eiweiß Kohlenhydrate Kcal

MITTAGESSEN

Fett Eiweiß Kohlenhydrate Kcal

ABENDESSEN

Fett Eiweiß Kohlenhydrate Kcal

SNACKS

Fett Eiweiß Kohlenhydrate Kcal

WASSER

NOTIZEN

BEWERTUNG

☆ ☆ ☆ ☆ ☆

NOTIZEN

WOCHE 11

📅 Datum ________________ 🕐 Uhrzeit________ bis________

(Mo)(Di)(Mi)(Do)(Fr)(Sa)(So)   Motivation ▢▢▢▢

KRAFTTRAINING

Übung	Satz 1	Satz 2	Satz 3	Satz 4	Satz 5

AUSDAUERTRAINING

FRÜHSTÜCK

Fett Eiweiß Kohlenhydrate Kcal

MITTAGESSEN

Fett Eiweiß Kohlenhydrate Kcal

ABENDESSEN

Fett Eiweiß Kohlenhydrate Kcal

SNACKS

Fett Eiweiß Kohlenhydrate Kcal

WASSER

▢▢▢▢▢▢▢▢▢▢

NOTIZEN

BEWERTUNG

☆☆☆☆☆

WOCHE 11

📅 Datum _______________ 🕐 Uhrzeit _______ bis _______

(Mo) (Di) (Mi) (Do) (Fr) (Sa) (So)   Motivation ▭▭▭▭

KRAFTTRAINING

Übung	Satz 1	Satz 2	Satz 3	Satz 4	Satz 5

AUSDAUERTRAINING

FRÜHSTÜCK

Fett   Eiweiß   Kohlenhydrate   Kcal

MITTAGESSEN

Fett   Eiweiß   Kohlenhydrate   Kcal

ABENDESSEN

Fett   Eiweiß   Kohlenhydrate   Kcal

SNACKS

Fett   Eiweiß   Kohlenhydrate   Kcal

WASSER

▯ ▯ ▯ ▯ ▯ ▯ ▯ ▯ ▯

NOTIZEN

BEWERTUNG

☆ ☆ ☆ ☆ ☆

WOCHE 11

Datum _______________ **Uhrzeit** _______ bis _______

(Mo) (Di) (Mi) (Do) (Fr) (Sa) (So)   Motivation ⬜⬜⬜⬜

KRAFTTRAINING

Übung	Satz 1	Satz 2	Satz 3	Satz 4	Satz 5

AUSDAUERTRAINING

FRÜHSTÜCK

Fett   Eiweiß   Kohlenhydrate   Kcal

MITTAGESSEN

Fett   Eiweiß   Kohlenhydrate   Kcal

ABENDESSEN

Fett   Eiweiß   Kohlenhydrate   Kcal

SNACKS

Fett   Eiweiß   Kohlenhydrate   Kcal

WASSER

⬜⬜⬜⬜⬜⬜⬜⬜⬜⬜

NOTIZEN

BEWERTUNG

☆☆☆☆☆

WOCHE 11

Datum _______________ **Uhrzeit** _______ bis _______

(Mo) (Di) (Mi) (Do) (Fr) (Sa) (So)   Motivation [| | |]

KRAFTTRAINING

Übung	Satz 1	Satz 2	Satz 3	Satz 4	Satz 5

AUSDAUERTRAINING

FRÜHSTÜCK

Fett   Eiweiß   Kohlenhydrate   Kcal

MITTAGESSEN

Fett   Eiweiß   Kohlenhydrate   Kcal

ABENDESSEN

Fett   Eiweiß   Kohlenhydrate   Kcal

SNACKS

Fett   Eiweiß   Kohlenhydrate   Kcal

WASSER

NOTIZEN

BEWERTUNG
☆ ☆ ☆ ☆ ☆

WOCHE 11

Datum _______________ **Uhrzeit** _______ **bis** _______

(Mo) (Di) (Mi) (Do) (Fr) (Sa) (So)   Motivation ▭▭▭

KRAFTTRAINING

Übung	Satz 1	Satz 2	Satz 3	Satz 4	Satz 5

AUSDAUERTRAINING

FRÜHSTÜCK

Fett   Eiweiß   Kohlenhydrate   Kcal

MITTAGESSEN

Fett   Eiweiß   Kohlenhydrate   Kcal

ABENDESSEN

Fett   Eiweiß   Kohlenhydrate   Kcal

SNACKS

Fett   Eiweiß   Kohlenhydrate   Kcal

WASSER

▯ ▯ ▯ ▯ ▯ ▯ ▯ ▯ ▯

NOTIZEN

BEWERTUNG

☆ ☆ ☆ ☆ ☆

WOCHE 11

📅 Datum ________________ 🕐 Uhrzeit ______ bis ______

(Mo) (Di) (Mi) (Do) (Fr) (Sa) (So)   Motivation ▭▭▭▭

KRAFTTRAINING

Übung	Satz 1	Satz 2	Satz 3	Satz 4	Satz 5

AUSDAUERTRAINING

FRÜHSTÜCK

Fett   Eiweiß   Kohlenhydrate   Kcal

MITTAGESSEN

Fett   Eiweiß   Kohlenhydrate   Kcal

ABENDESSEN

Fett   Eiweiß   Kohlenhydrate   Kcal

SNACKS

Fett   Eiweiß   Kohlenhydrate   Kcal

WASSER

▯ ▯ ▯ ▯ ▯ ▯ ▯ ▯ ▯

NOTIZEN

BEWERTUNG

☆ ☆ ☆ ☆ ☆

WOCHE 11

📅 Datum _________________ 🕐 Uhrzeit _______ bis _______

(Mo) (Di) (Mi) (Do) (Fr) (Sa) (So) Motivation ▭▭▭▭

KRAFTTRAINING

Übung	Satz 1	Satz 2	Satz 3	Satz 4	Satz 5

AUSDAUERTRAINING

FRÜHSTÜCK

Fett   Eiweiß   Kohlenhydrate   Kcal

MITTAGESSEN

Fett   Eiweiß   Kohlenhydrate   Kcal

ABENDESSEN

Fett   Eiweiß   Kohlenhydrate   Kcal

SNACKS

Fett   Eiweiß   Kohlenhydrate   Kcal

WASSER

▭▭▭▭▭▭▭▭▭

NOTIZEN

BEWERTUNG

☆☆☆☆☆

NOTIZEN

WOCHE 12

Datum _______________ Uhrzeit_______ bis_______

(Mo) (Di) (Mi) (Do) (Fr) (Sa) (So)   Motivation ▭▭▭▭

KRAFTTRAINING

Übung	Satz 1	Satz 2	Satz 3	Satz 4	Satz 5

AUSDAUERTRAINING

FRÜHSTÜCK

Fett   Eiweiß   Kohlenhydrate   Kcal

MITTAGESSEN

Fett   Eiweiß   Kohlenhydrate   Kcal

ABENDESSEN

Fett   Eiweiß   Kohlenhydrate   Kcal

SNACKS

Fett   Eiweiß   Kohlenhydrate   Kcal

WASSER

NOTIZEN

BEWERTUNG

☆☆☆☆☆

WOCHE 12

Datum _________________ **Uhrzeit** _______ **bis** _______

(Mo)(Di)(Mi)(Do)(Fr)(Sa)(So)   **Motivation**

KRAFTTRAINING

Übung	Satz 1	Satz 2	Satz 3	Satz 4	Satz 5

AUSDAUERTRAINING

FRÜHSTÜCK

Fett   Eiweiß   Kohlenhydrate   Kcal

WASSER

MITTAGESSEN

Fett   Eiweiß   Kohlenhydrate   Kcal

NOTIZEN

ABENDESSEN

Fett   Eiweiß   Kohlenhydrate   Kcal

SNACKS

Fett   Eiweiß   Kohlenhydrate   Kcal

BEWERTUNG

WOCHE 12

Datum _________________ Uhrzeit________ bis______

(Mo) (Di) (Mi) (Do) (Fr) (Sa) (So)   Motivation

KRAFTTRAINING

Übung	Satz 1	Satz 2	Satz 3	Satz 4	Satz 5

AUSDAUERTRAINING

FRÜHSTÜCK

Fett   Eiweiß   Kohlenhydrate   Kcal

MITTAGESSEN

Fett   Eiweiß   Kohlenhydrate   Kcal

ABENDESSEN

Fett   Eiweiß   Kohlenhydrate   Kcal

SNACKS

Fett   Eiweiß   Kohlenhydrate   Kcal

WASSER

NOTIZEN

BEWERTUNG

WOCHE 12

Datum _______________ **Uhrzeit** _______ **bis** _______

(Mo) (Di) (Mi) (Do) (Fr) (Sa) (So)   Motivation ☐☐☐

KRAFTTRAINING

Übung	Satz 1	Satz 2	Satz 3	Satz 4	Satz 5

AUSDAUERTRAINING

FRÜHSTÜCK

Fett   Eiweiß   Kohlenhydrate   Kcal

MITTAGESSEN

Fett   Eiweiß   Kohlenhydrate   Kcal

ABENDESSEN

Fett   Eiweiß   Kohlenhydrate   Kcal

SNACKS

Fett   Eiweiß   Kohlenhydrate   Kcal

WASSER

☐☐☐☐☐☐☐☐☐

NOTIZEN

BEWERTUNG

☆☆☆☆☆

WOCHE 12

Datum _________________ **Uhrzeit** _______ **bis** _______

(Mo)(Di)(Mi)(Do)(Fr)(Sa)(So)   **Motivation**

KRAFTTRAINING

Übung	Satz 1	Satz 2	Satz 3	Satz 4	Satz 5

AUSDAUERTRAINING

FRÜHSTÜCK

Fett   Eiweiß   Kohlenhydrate   Kcal

MITTAGESSEN

Fett   Eiweiß   Kohlenhydrate   Kcal

ABENDESSEN

Fett   Eiweiß   Kohlenhydrate   Kcal

SNACKS

Fett   Eiweiß   Kohlenhydrate   Kcal

WASSER

NOTIZEN

BEWERTUNG

☆ ☆ ☆ ☆ ☆

WOCHE 2

Datum _________________ **Uhrzeit** _______ bis _______

(Mo) (Di) (Mi) (Do) (Fr) (Sa) (So)   **Motivation**

KRAFTTRAINING

Übung	Satz 1	Satz 2	Satz 3	Satz 4	Satz 5

AUSDAUERTRAINING

FRÜHSTÜCK

Fett   Eiweiß   Kohlenhydrate   Kcal

MITTAGESSEN

Fett   Eiweiß   Kohlenhydrate   Kcal

ABENDESSEN

Fett   Eiweiß   Kohlenhydrate   Kcal

SNACKS

Fett   Eiweiß   Kohlenhydrate   Kcal

WASSER

NOTIZEN

BEWERTUNG

☆ ☆ ☆ ☆ ☆

WOCHE 2

Datum _________________ **Uhrzeit** _______ **bis** _______

(Mo) (Di) (Mi) (Do) (Fr) (Sa) (So)   **Motivation** [| | |]

KRAFTTRAINING

Übung	Satz 1	Satz 2	Satz 3	Satz 4	Satz 5

AUSDAUERTRAINING

FRÜHSTÜCK

Fett   Eiweiß   Kohlenhydrate   Kcal

MITTAGESSEN

Fett   Eiweiß   Kohlenhydrate   Kcal

ABENDESSEN

Fett   Eiweiß   Kohlenhydrate   Kcal

SNACKS

Fett   Eiweiß   Kohlenhydrate   Kcal

WASSER

☐ ☐ ☐ ☐ ☐ ☐ ☐ ☐ ☐

NOTIZEN

BEWERTUNG

☆ ☆ ☆ ☆ ☆

NOTIZEN

WOCHE 3

Datum _______________ **Uhrzeit** ______ bis ______

(Mo) (Di) (Mi) (Do) (Fr) (Sa) (So)   Motivation ▢▢▢▢

KRAFTTRAINING

Übung	Satz 1	Satz 2	Satz 3	Satz 4	Satz 5

AUSDAUERTRAINING

FRÜHSTÜCK

Fett   Eiweiß   Kohlenhydrate   Kcal

MITTAGESSEN

Fett   Eiweiß   Kohlenhydrate   Kcal

ABENDESSEN

Fett   Eiweiß   Kohlenhydrate   Kcal

SNACKS

Fett   Eiweiß   Kohlenhydrate   Kcal

WASSER

▢ ▢ ▢ ▢ ▢ ▢ ▢ ▢ ▢

NOTIZEN

BEWERTUNG

☆ ☆ ☆ ☆ ☆

WOCHE 3

📅 Datum _________________ 🕐 Uhrzeit _______ bis _______

(Mo) (Di) (Mi) (Do) (Fr) (Sa) (So)   Motivation [| | |]

KRAFTTRAINING

Übung	Satz 1	Satz 2	Satz 3	Satz 4	Satz 5

AUSDAUERTRAINING

FRÜHSTÜCK

Fett Eiweiß Kohlenhydrate Kcal

MITTAGESSEN

Fett Eiweiß Kohlenhydrate Kcal

ABENDESSEN

Fett Eiweiß Kohlenhydrate Kcal

SNACKS

Fett Eiweiß Kohlenhydrate Kcal

WASSER

NOTIZEN

BEWERTUNG

☆☆☆☆☆

WOCHE 3

📅 Datum _________________ 🕐 Uhrzeit______ bis______

(Mo) (Di) (Mi) (Do) (Fr) (Sa) (So) Motivation ▭▭▭▭

KRAFTTRAINING

Übung	Satz 1	Satz 2	Satz 3	Satz 4	Satz 5

AUSDAUERTRAINING

FRÜHSTÜCK

Fett   Eiweiß   Kohlenhydrate   Kcal

MITTAGESSEN

Fett   Eiweiß   Kohlenhydrate   Kcal

ABENDESSEN

Fett   Eiweiß   Kohlenhydrate   Kcal

SNACKS

Fett   Eiweiß   Kohlenhydrate   Kcal

WASSER

▯ ▯ ▯ ▯ ▯ ▯ ▯ ▯ ▯

NOTIZEN

BEWERTUNG

☆ ☆ ☆ ☆ ☆

WOCHE 3

Datum _____________ Uhrzeit_______ bis_______

(Mo) (Di) (Mi) (Do) (Fr) (Sa) (So)   Motivation

KRAFTTRAINING

Übung	Satz 1	Satz 2	Satz 3	Satz 4	Satz 5

AUSDAUERTRAINING

FRÜHSTÜCK

Fett   Eiweiß   Kohlenhydrate   Kcal

MITTAGESSEN

Fett   Eiweiß   Kohlenhydrate   Kcal

ABENDESSEN

Fett   Eiweiß   Kohlenhydrate   Kcal

SNACKS

Fett   Eiweiß   Kohlenhydrate   Kcal

WASSER

NOTIZEN

BEWERTUNG

WOCHE 3

Datum _________________ **Uhrzeit** _______ bis _______

(Mo) (Di) (Mi) (Do) (Fr) (Sa) (So) **Motivation** ▭▭▭▭

KRAFTTRAINING

Übung	Satz 1	Satz 2	Satz 3	Satz 4	Satz 5

AUSDAUERTRAINING

FRÜHSTÜCK

Fett　　　Eiweiß　　　Kohlenhydrate　　　Kcal

MITTAGESSEN

Fett　　　Eiweiß　　　Kohlenhydrate　　　Kcal

ABENDESSEN

Fett　　　Eiweiß　　　Kohlenhydrate　　　Kcal

SNACKS

Fett　　　Eiweiß　　　Kohlenhydrate　　　Kcal

WASSER

▯ ▯ ▯ ▯ ▯ ▯ ▯ ▯ ▯

NOTIZEN

BEWERTUNG

☆ ☆ ☆ ☆ ☆

WOCHE 3

📅 Datum _________________ 🕐 Uhrzeit_______ bis_______

(Mo) (Di) (Mi) (Do) (Fr) (Sa) (So) Motivation ⬚⬚⬚

KRAFTTRAINING

Übung	Satz 1	Satz 2	Satz 3	Satz 4	Satz 5

AUSDAUERTRAINING

FRÜHSTÜCK

Fett　　Eiweiß　　Kohlenhydrate　　Kcal

MITTAGESSEN

Fett　　Eiweiß　　Kohlenhydrate　　Kcal

ABENDESSEN

Fett　　Eiweiß　　Kohlenhydrate　　Kcal

SNACKS

Fett　　Eiweiß　　Kohlenhydrate　　Kcal

WASSER

NOTIZEN

BEWERTUNG

☆ ☆ ☆ ☆ ☆

WOCHE 3

📅 Datum _______________ 🕐 Uhrzeit______ bis______

(Mo) (Di) (Mi) (Do) (Fr) (Sa) (So)   Motivation ▢▢▢▢

KRAFTTRAINING

Übung	Satz 1	Satz 2	Satz 3	Satz 4	Satz 5

AUSDAUERTRAINING

FRÜHSTÜCK

Fett   Eiweiß   Kohlenhydrate   Kcal

MITTAGESSEN

Fett   Eiweiß   Kohlenhydrate   Kcal

ABENDESSEN

Fett   Eiweiß   Kohlenhydrate   Kcal

SNACKS

Fett   Eiweiß   Kohlenhydrate   Kcal

WASSER

▯ ▯ ▯ ▯ ▯ ▯ ▯ ▯ ▯

NOTIZEN

BEWERTUNG

☆ ☆ ☆ ☆ ☆

NOTIZEN

WOCHE 4

Datum _________________ **Uhrzeit** _______ bis _______

(Mo)(Di)(Mi)(Do)(Fr)(Sa)(So)   **Motivation** [| | |]

KRAFTTRAINING

Übung	Satz 1	Satz 2	Satz 3	Satz 4	Satz 5

AUSDAUERTRAINING

FRÜHSTÜCK

Fett   Eiweiß   Kohlenhydrate   Kcal

MITTAGESSEN

Fett   Eiweiß   Kohlenhydrate   Kcal

ABENDESSEN

Fett   Eiweiß   Kohlenhydrate   Kcal

SNACKS

Fett   Eiweiß   Kohlenhydrate   Kcal

WASSER

NOTIZEN

BEWERTUNG

☆ ☆ ☆ ☆ ☆

WOCHE 4

Datum _______________ **Uhrzeit** _______ bis _______

(Mo) (Di) (Mi) (Do) (Fr) (Sa) (So)   Motivation ☐☐☐

KRAFTTRAINING

Übung	Satz 1	Satz 2	Satz 3	Satz 4	Satz 5

AUSDAUERTRAINING

FRÜHSTÜCK

Fett   Eiweiß   Kohlenhydrate   Kcal

MITTAGESSEN

Fett   Eiweiß   Kohlenhydrate   Kcal

ABENDESSEN

Fett   Eiweiß   Kohlenhydrate   Kcal

SNACKS

Fett   Eiweiß   Kohlenhydrate   Kcal

WASSER

☐ ☐ ☐ ☐ ☐ ☐ ☐ ☐ ☐ ☐

NOTIZEN

BEWERTUNG

☆ ☆ ☆ ☆ ☆

WOCHE 4

Datum _________________ **Uhrzeit** _______ **bis** _______

(Mo) (Di) (Mi) (Do) (Fr) (Sa) (So)   **Motivation** ⬚⬚⬚⬚

KRAFTTRAINING

Übung	Satz 1	Satz 2	Satz 3	Satz 4	Satz 5

AUSDAUERTRAINING

FRÜHSTÜCK

Fett   Eiweiß   Kohlenhydrate   Kcal

MITTAGESSEN

Fett   Eiweiß   Kohlenhydrate   Kcal

ABENDESSEN

Fett   Eiweiß   Kohlenhydrate   Kcal

SNACKS

Fett   Eiweiß   Kohlenhydrate   Kcal

WASSER

☐ ☐ ☐ ☐ ☐ ☐ ☐ ☐

NOTIZEN

BEWERTUNG

☆ ☆ ☆ ☆ ☆

WOCHE 4

Datum ________________ **Uhrzeit** _______ bis _______

(Mo) (Di) (Mi) (Do) (Fr) (Sa) (So)   Motivation ▢▢▢

KRAFTTRAINING

Übung	Satz 1	Satz 2	Satz 3	Satz 4	Satz 5

AUSDAUERTRAINING

FRÜHSTÜCK

Fett   Eiweiß   Kohlenhydrate   Kcal

MITTAGESSEN

Fett   Eiweiß   Kohlenhydrate   Kcal

ABENDESSEN

Fett   Eiweiß   Kohlenhydrate   Kcal

SNACKS

Fett   Eiweiß   Kohlenhydrate   Kcal

WASSER

▢ ▢ ▢ ▢ ▢ ▢ ▢ ▢ ▢

NOTIZEN

BEWERTUNG

☆ ☆ ☆ ☆ ☆

WOCHE 4

📅 Datum _________________ 🕐 Uhrzeit_______ bis_______

(Mo) (Di) (Mi) (Do) (Fr) (Sa) (So)　　Motivation ⬜⬜⬜⬜

KRAFTTRAINING

Übung	Satz 1	Satz 2	Satz 3	Satz 4	Satz 5

AUSDAUERTRAINING

FRÜHSTÜCK

Fett　　Eiweiß　　Kohlenhydrate　　Kcal

MITTAGESSEN

Fett　　Eiweiß　　Kohlenhydrate　　Kcal

ABENDESSEN

Fett　　Eiweiß　　Kohlenhydrate　　Kcal

SNACKS

Fett　　Eiweiß　　Kohlenhydrate　　Kcal

WASSER

⬜⬜⬜⬜⬜⬜⬜⬜⬜

NOTIZEN

BEWERTUNG

☆☆☆☆☆

WOCHE 4

📅 Datum _________________ 🕐 Uhrzeit _______ bis _______

(Mo) (Di) (Mi) (Do) (Fr) (Sa) (So)   Motivation ⬡

KRAFTTRAINING

Übung	Satz 1	Satz 2	Satz 3	Satz 4	Satz 5

AUSDAUERTRAINING

FRÜHSTÜCK

Fett   Eiweiß   Kohlenhydrate   Kcal

WASSER

MITTAGESSEN

Fett   Eiweiß   Kohlenhydrate   Kcal

NOTIZEN

ABENDESSEN

Fett   Eiweiß   Kohlenhydrate   Kcal

SNACKS

Fett   Eiweiß   Kohlenhydrate   Kcal

BEWERTUNG

☆ ☆ ☆ ☆ ☆

WOCHE 4

📅 Datum _________________ 🕐 Uhrzeit ______ bis ______

(Mo) (Di) (Mi) (Do) (Fr) (Sa) (So)   Motivation [| | |]

KRAFTTRAINING

Übung	Satz 1	Satz 2	Satz 3	Satz 4	Satz 5

AUSDAUERTRAINING

FRÜHSTÜCK

Fett   Eiweiß   Kohlenhydrate   Kcal

MITTAGESSEN

Fett   Eiweiß   Kohlenhydrate   Kcal

ABENDESSEN

Fett   Eiweiß   Kohlenhydrate   Kcal

SNACKS

Fett   Eiweiß   Kohlenhydrate   Kcal

WASSER

☐ ☐ ☐ ☐ ☐ ☐ ☐ ☐ ☐ ☐

NOTIZEN

BEWERTUNG

☆ ☆ ☆ ☆ ☆

NOTIZEN

WOCHE 5

Datum _________________ Uhrzeit _______ bis _______

Mo Di Mi Do Fr Sa So

Motivation ▢▢▢▢

KRAFTTRAINING

Übung	Satz 1	Satz 2	Satz 3	Satz 4	Satz 5

AUSDAUERTRAINING

FRÜHSTÜCK

Fett — Eiweiß — Kohlenhydrate — Kcal

MITTAGESSEN

Fett — Eiweiß — Kohlenhydrate — Kcal

ABENDESSEN

Fett — Eiweiß — Kohlenhydrate — Kcal

SNACKS

Fett — Eiweiß — Kohlenhydrate — Kcal

WASSER

▯ ▯ ▯ ▯ ▯ ▯ ▯ ▯ ▯

NOTIZEN

BEWERTUNG

☆ ☆ ☆ ☆ ☆

WOCHE 5

📅 Datum _________________ 🕐 Uhrzeit______ bis______

(Mo) (Di) (Mi) (Do) (Fr) (Sa) (So)   Motivation ⬭

KRAFTTRAINING

Übung	Satz 1	Satz 2	Satz 3	Satz 4	Satz 5

AUSDAUERTRAINING

FRÜHSTÜCK

Fett — Eiweiß — Kohlenhydrate — Kcal

MITTAGESSEN

Fett — Eiweiß — Kohlenhydrate — Kcal

ABENDESSEN

Fett — Eiweiß — Kohlenhydrate — Kcal

SNACKS

Fett — Eiweiß — Kohlenhydrate — Kcal

WASSER

NOTIZEN

BEWERTUNG

☆ ☆ ☆ ☆ ☆

WOCHE 5

Datum _______________ **Uhrzeit** _______ **bis** _______

(Mo) (Di) (Mi) (Do) (Fr) (Sa) (So)   Motivation ⬚⬚⬚

KRAFTTRAINING

Übung	Satz 1	Satz 2	Satz 3	Satz 4	Satz 5

AUSDAUERTRAINING

FRÜHSTÜCK

Fett   Eiweiß   Kohlenhydrate   Kcal

MITTAGESSEN

Fett   Eiweiß   Kohlenhydrate   Kcal

ABENDESSEN

Fett   Eiweiß   Kohlenhydrate   Kcal

SNACKS

Fett   Eiweiß   Kohlenhydrate   Kcal

WASSER

NOTIZEN

BEWERTUNG

☆ ☆ ☆ ☆ ☆

WOCHE 5

Datum _________________ **Uhrzeit** _______ bis _______

(Mo)(Di)(Mi)(Do)(Fr)(Sa)(So)   Motivation ⬜⬜⬜⬜

KRAFTTRAINING

Übung	Satz 1	Satz 2	Satz 3	Satz 4	Satz 5

AUSDAUERTRAINING

FRÜHSTÜCK

Fett Eiweiß Kohlenhydrate Kcal

MITTAGESSEN

Fett Eiweiß Kohlenhydrate Kcal

ABENDESSEN

Fett Eiweiß Kohlenhydrate Kcal

SNACKS

Fett Eiweiß Kohlenhydrate Kcal

WASSER

⬜⬜⬜⬜⬜⬜⬜⬜⬜

NOTIZEN

BEWERTUNG

☆☆☆☆☆

WOCHE 5

Datum ________________ Uhrzeit ________ bis ________

(Mo) (Di) (Mi) (Do) (Fr) (Sa) (So) Motivation

KRAFTTRAINING

Übung	Satz 1	Satz 2	Satz 3	Satz 4	Satz 5

AUSDAUERTRAINING

FRÜHSTÜCK

Fett   Eiweiß   Kohlenhydrate   Kcal

MITTAGESSEN

Fett   Eiweiß   Kohlenhydrate   Kcal

ABENDESSEN

Fett   Eiweiß   Kohlenhydrate   Kcal

SNACKS

Fett   Eiweiß   Kohlenhydrate   Kcal

WASSER

NOTIZEN

BEWERTUNG
☆ ☆ ☆ ☆ ☆

WOCHE 5

Datum _____________ **Uhrzeit** _______ bis _______

(Mo) (Di) (Mi) (Do) (Fr) (Sa) (So)   Motivation ▭▭▭▭

KRAFTTRAINING

Übung	Satz 1	Satz 2	Satz 3	Satz 4	Satz 5

AUSDAUERTRAINING

FRÜHSTÜCK

Fett   Eiweiß   Kohlenhydrate   Kcal

MITTAGESSEN

Fett   Eiweiß   Kohlenhydrate   Kcal

ABENDESSEN

Fett   Eiweiß   Kohlenhydrate   Kcal

SNACKS

Fett   Eiweiß   Kohlenhydrate   Kcal

WASSER

▯ ▯ ▯ ▯ ▯ ▯ ▯ ▯ ▯ ▯

NOTIZEN

BEWERTUNG

☆ ☆ ☆ ☆ ☆

WOCHE 5

Datum _________________ **Uhrzeit** _______ **bis** _______

(Mo) (Di) (Mi) (Do) (Fr) (Sa) (So) **Motivation**

KRAFTTRAINING

Übung	Satz 1	Satz 2	Satz 3	Satz 4	Satz 5

AUSDAUERTRAINING

FRÜHSTÜCK

Fett   Eiweiß   Kohlenhydrate   Kcal

MITTAGESSEN

Fett   Eiweiß   Kohlenhydrate   Kcal

ABENDESSEN

Fett   Eiweiß   Kohlenhydrate   Kcal

SNACKS

Fett   Eiweiß   Kohlenhydrate   Kcal

WASSER

NOTIZEN

BEWERTUNG
☆ ☆ ☆ ☆ ☆

NOTIZEN

WOCHE 6

📅 Datum _________________ 🕐 Uhrzeit _______ bis _______

(Mo) (Di) (Mi) (Do) (Fr) (Sa) (So)   Motivation [| | |]

┌─ KRAFTTRAINING ─

Übung	Satz 1	Satz 2	Satz 3	Satz 4	Satz 5

┌─ AUSDAUERTRAINING ─

┌─ FRÜHSTÜCK ─

Fett   Eiweiß   Kohlenhydrate   Kcal

┌─ MITTAGESSEN ─

Fett   Eiweiß   Kohlenhydrate   Kcal

┌─ ABENDESSEN ─

Fett   Eiweiß   Kohlenhydrate   Kcal

┌─ SNACKS ─

Fett   Eiweiß   Kohlenhydrate   Kcal

WASSER

☐ ☐ ☐ ☐ ☐ ☐ ☐ ☐

┌─ NOTIZEN ─

BEWERTUNG

☆ ☆ ☆ ☆ ☆

WOCHE 6

📅 Datum _________________ 🕐 Uhrzeit _______ bis _______

(Mo)(Di)(Mi)(Do)(Fr)(Sa)(So)   Motivation ⬭

KRAFTTRAINING

Übung	Satz 1	Satz 2	Satz 3	Satz 4	Satz 5

AUSDAUERTRAINING

FRÜHSTÜCK

Fett   Eiweiß   Kohlenhydrate   Kcal

MITTAGESSEN

Fett   Eiweiß   Kohlenhydrate   Kcal

ABENDESSEN

Fett   Eiweiß   Kohlenhydrate   Kcal

SNACKS

Fett   Eiweiß   Kohlenhydrate   Kcal

WASSER

NOTIZEN

BEWERTUNG

☆ ☆ ☆ ☆ ☆

WOCHE 6

Datum _________________ **Uhrzeit** ______ **bis** ______

(Mo) (Di) (Mi) (Do) (Fr) (Sa) (So)   Motivation

KRAFTTRAINING

Übung	Satz 1	Satz 2	Satz 3	Satz 4	Satz 5

AUSDAUERTRAINING

FRÜHSTÜCK

Fett   Eiweiß   Kohlenhydrate   Kcal

MITTAGESSEN

Fett   Eiweiß   Kohlenhydrate   Kcal

ABENDESSEN

Fett   Eiweiß   Kohlenhydrate   Kcal

SNACKS

Fett   Eiweiß   Kohlenhydrate   Kcal

WASSER

NOTIZEN

BEWERTUNG

☆ ☆ ☆ ☆ ☆

WOCHE 6

Datum _______________ **Uhrzeit** _______ bis _______

(Mo) (Di) (Mi) (Do) (Fr) (Sa) (So)   Motivation

KRAFTTRAINING

Übung	Satz 1	Satz 2	Satz 3	Satz 4	Satz 5

AUSDAUERTRAINING

FRÜHSTÜCK

Fett   Eiweiß   Kohlenhydrate   Kcal

MITTAGESSEN

Fett   Eiweiß   Kohlenhydrate   Kcal

ABENDESSEN

Fett   Eiweiß   Kohlenhydrate   Kcal

SNACKS

Fett   Eiweiß   Kohlenhydrate   Kcal

WASSER

NOTIZEN

BEWERTUNG

☆ ☆ ☆ ☆ ☆

WOCHE 6

Datum _______________ **Uhrzeit** _______ bis _______

(Mo)(Di)(Mi)(Do)(Fr)(Sa)(So)   **Motivation** [| | |]

KRAFTTRAINING

Übung	Satz 1	Satz 2	Satz 3	Satz 4	Satz 5

AUSDAUERTRAINING

FRÜHSTÜCK

Fett   Eiweiß   Kohlenhydrate   Kcal

MITTAGESSEN

Fett   Eiweiß   Kohlenhydrate   Kcal

ABENDESSEN

Fett   Eiweiß   Kohlenhydrate   Kcal

SNACKS

Fett   Eiweiß   Kohlenhydrate   Kcal

WASSER

NOTIZEN

BEWERTUNG

☆ ☆ ☆ ☆ ☆

WOCHE 6

📅 Datum _________________ 🕐 Uhrzeit______ bis______

(Mo) (Di) (Mi) (Do) (Fr) (Sa) (So)   Motivation ⊂▭▭▭▭▭

KRAFTTRAINING

Übung	Satz 1	Satz 2	Satz 3	Satz 4	Satz 5

AUSDAUERTRAINING

FRÜHSTÜCK

Fett   Eiweiß   Kohlenhydrate   Kcal

MITTAGESSEN

Fett   Eiweiß   Kohlenhydrate   Kcal

ABENDESSEN

Fett   Eiweiß   Kohlenhydrate   Kcal

SNACKS

Fett   Eiweiß   Kohlenhydrate   Kcal

WASSER

▯ ▯ ▯ ▯ ▯ ▯ ▯ ▯ ▯ ▯

NOTIZEN

BEWERTUNG

☆ ☆ ☆ ☆ ☆

WOCHE 6

📅 Datum _________________ 🕐 Uhrzeit______ bis______

(Mo)(Di)(Mi)(Do)(Fr)(Sa)(So)   Motivation ▭▭▭▭

KRAFTTRAINING

Übung	Satz 1	Satz 2	Satz 3	Satz 4	Satz 5

AUSDAUERTRAINING

FRÜHSTÜCK

Fett   Eiweiß   Kohlenhydrate   Kcal

MITTAGESSEN

Fett   Eiweiß   Kohlenhydrate   Kcal

ABENDESSEN

Fett   Eiweiß   Kohlenhydrate   Kcal

SNACKS

Fett   Eiweiß   Kohlenhydrate   Kcal

WASSER

NOTIZEN

BEWERTUNG

☆ ☆ ☆ ☆ ☆

NOTIZEN

WOCHE 7

📅 Datum _______________ 🕐 Uhrzeit_______ bis_______

(Mo) (Di) (Mi) (Do) (Fr) (Sa) (So)   Motivation ⬚⬚⬚⬚

— KRAFTTRAINING —

Übung	Satz 1	Satz 2	Satz 3	Satz 4	Satz 5

— AUSDAUERTRAINING —

— FRÜHSTÜCK —

Fett   Eiweiß   Kohlenhydrate   Kcal

— MITTAGESSEN —

Fett   Eiweiß   Kohlenhydrate   Kcal

— ABENDESSEN —

Fett   Eiweiß   Kohlenhydrate   Kcal

— SNACKS —

Fett   Eiweiß   Kohlenhydrate   Kcal

WASSER

⬚⬚⬚⬚⬚⬚⬚⬚⬚⬚

— NOTIZEN —

BEWERTUNG

☆ ☆ ☆ ☆ ☆

WOCHE 7

📅 Datum ______________________ 🕐 Uhrzeit _________ bis _________

(Mo) (Di) (Mi) (Do) (Fr) (Sa) (So)   Motivation [| | |]

KRAFTTRAINING

Übung	Satz 1	Satz 2	Satz 3	Satz 4	Satz 5

AUSDAUERTRAINING

FRÜHSTÜCK

Fett   Eiweiß   Kohlenhydrate   Kcal

MITTAGESSEN

Fett   Eiweiß   Kohlenhydrate   Kcal

ABENDESSEN

Fett   Eiweiß   Kohlenhydrate   Kcal

SNACKS

Fett   Eiweiß   Kohlenhydrate   Kcal

WASSER

☐ ☐ ☐ ☐ ☐ ☐ ☐ ☐ ☐

NOTIZEN

BEWERTUNG

☆ ☆ ☆ ☆ ☆

WOCHE 7

📅 Datum _________________ 🕐 Uhrzeit _______ bis _______

(Mo) (Di) (Mi) (Do) (Fr) (Sa) (So)   Motivation [| | |]

KRAFTTRAINING

Übung	Satz 1	Satz 2	Satz 3	Satz 4	Satz 5
....	....	....	....	....	....
....	....	....	....	....	....
....	....	....	....	....	....
....	....	....	....	....	....
....	....	....	....	....	....
....	....	....	....	....	....
....	....	....	....	....	....
....	....	....	....	....	....
....	....	....	....	....	....

AUSDAUERTRAINING

FRÜHSTÜCK

Fett   Eiweiß   Kohlenhydrate   Kcal

MITTAGESSEN

Fett   Eiweiß   Kohlenhydrate   Kcal

ABENDESSEN

Fett   Eiweiß   Kohlenhydrate   Kcal

SNACKS

Fett   Eiweiß   Kohlenhydrate   Kcal

WASSER

NOTIZEN

BEWERTUNG

☆☆☆☆☆

WOCHE 7

Datum _______________ **Uhrzeit** ______ **bis** ______

(Mo) (Di) (Mi) (Do) (Fr) (Sa) (So)   Motivation ▭▭▭▭

KRAFTTRAINING

Übung	Satz 1	Satz 2	Satz 3	Satz 4	Satz 5

AUSDAUERTRAINING

FRÜHSTÜCK

Fett   Eiweiß   Kohlenhydrate   Kcal

MITTAGESSEN

Fett   Eiweiß   Kohlenhydrate   Kcal

ABENDESSEN

Fett   Eiweiß   Kohlenhydrate   Kcal

SNACKS

Fett   Eiweiß   Kohlenhydrate   Kcal

WASSER

▯ ▯ ▯ ▯ ▯ ▯ ▯ ▯ ▯

NOTIZEN

BEWERTUNG

☆ ☆ ☆ ☆ ☆

WOCHE 7

Datum _______________ **Uhrzeit** _______ bis _______

(Mo)(Di)(Mi)(Do)(Fr)(Sa)(So) **Motivation** [| | |]

KRAFTTRAINING

Übung	Satz 1	Satz 2	Satz 3	Satz 4	Satz 5

AUSDAUERTRAINING

FRÜHSTÜCK

Fett   Eiweiß   Kohlenhydrate   Kcal

MITTAGESSEN

Fett   Eiweiß   Kohlenhydrate   Kcal

ABENDESSEN

Fett   Eiweiß   Kohlenhydrate   Kcal

SNACKS

Fett   Eiweiß   Kohlenhydrate   Kcal

WASSER

NOTIZEN

BEWERTUNG

☆ ☆ ☆ ☆ ☆

WOCHE 7

Datum _________________ Uhrzeit _______ bis _______

(Mo) (Di) (Mi) (Do) (Fr) (Sa) (So)   Motivation ⬚⬚⬚

KRAFTTRAINING

Übung	Satz 1	Satz 2	Satz 3	Satz 4	Satz 5

AUSDAUERTRAINING

FRÜHSTÜCK

Fett   Eiweiß   Kohlenhydrate   Kcal

MITTAGESSEN

Fett   Eiweiß   Kohlenhydrate   Kcal

ABENDESSEN

Fett   Eiweiß   Kohlenhydrate   Kcal

SNACKS

Fett   Eiweiß   Kohlenhydrate   Kcal

WASSER

NOTIZEN

BEWERTUNG

☆ ☆ ☆ ☆ ☆

WOCHE 7

Datum _________________ **Uhrzeit** ______ bis ______

(Mo) (Di) (Mi) (Do) (Fr) (Sa) (So) **Motivation**

KRAFTTRAINING

Übung	Satz 1	Satz 2	Satz 3	Satz 4	Satz 5

AUSDAUERTRAINING

FRÜHSTÜCK

Fett   Eiweiß   Kohlenhydrate   Kcal

MITTAGESSEN

Fett   Eiweiß   Kohlenhydrate   Kcal

ABENDESSEN

Fett   Eiweiß   Kohlenhydrate   Kcal

SNACKS

Fett   Eiweiß   Kohlenhydrate   Kcal

WASSER

NOTIZEN

BEWERTUNG

NOTIZEN

WOCHE 8

Datum ___________________ **Uhrzeit** _______ bis _______

(Mo)(Di)(Mi)(Do)(Fr)(Sa)(So)   Motivation ▢▢▢▢

KRAFTTRAINING

Übung	Satz 1	Satz 2	Satz 3	Satz 4	Satz 5

AUSDAUERTRAINING

FRÜHSTÜCK

Fett   Eiweiß   Kohlenhydrate   Kcal

MITTAGESSEN

Fett   Eiweiß   Kohlenhydrate   Kcal

ABENDESSEN

Fett   Eiweiß   Kohlenhydrate   Kcal

SNACKS

Fett   Eiweiß   Kohlenhydrate   Kcal

WASSER

▯▯▯▯▯▯▯▯▯

NOTIZEN

BEWERTUNG

☆ ☆ ☆ ☆ ☆

WOCHE 8

Datum _______________ Uhrzeit ______ bis ______

(Mo) (Di) (Mi) (Do) (Fr) (Sa) (So)   Motivation

KRAFTTRAINING

Übung	Satz 1	Satz 2	Satz 3	Satz 4	Satz 5

AUSDAUERTRAINING

FRÜHSTÜCK

Fett   Eiweiß   Kohlenhydrate   Kcal

MITTAGESSEN

Fett   Eiweiß   Kohlenhydrate   Kcal

ABENDESSEN

Fett   Eiweiß   Kohlenhydrate   Kcal

SNACKS

Fett   Eiweiß   Kohlenhydrate   Kcal

WASSER

NOTIZEN

BEWERTUNG

☆☆☆☆☆

WOCHE 8

Datum _________________ **Uhrzeit** _______ **bis** _______

(Mo) (Di) (Mi) (Do) (Fr) (Sa) (So)   **Motivation** [| | |]

KRAFTTRAINING

Übung	Satz 1	Satz 2	Satz 3	Satz 4	Satz 5

AUSDAUERTRAINING

FRÜHSTÜCK

Fett   Eiweiß   Kohlenhydrate   Kcal

MITTAGESSEN

Fett   Eiweiß   Kohlenhydrate   Kcal

ABENDESSEN

Fett   Eiweiß   Kohlenhydrate   Kcal

SNACKS

Fett   Eiweiß   Kohlenhydrate   Kcal

WASSER

NOTIZEN

BEWERTUNG

☆ ☆ ☆ ☆ ☆

WOCHE 8

Datum _______________ **Uhrzeit** _______ bis _______

(Mo) (Di) (Mi) (Do) (Fr) (Sa) (So)   Motivation

KRAFTTRAINING

Übung	Satz 1	Satz 2	Satz 3	Satz 4	Satz 5

AUSDAUERTRAINING

FRÜHSTÜCK

Fett   Eiweiß   Kohlenhydrate   Kcal

MITTAGESSEN

Fett   Eiweiß   Kohlenhydrate   Kcal

ABENDESSEN

Fett   Eiweiß   Kohlenhydrate   Kcal

SNACKS

Fett   Eiweiß   Kohlenhydrate   Kcal

WASSER

NOTIZEN

BEWERTUNG
☆ ☆ ☆ ☆ ☆

WOCHE 8

Datum ______________ **Uhrzeit** _______ bis _______

(Mo) (Di) (Mi) (Do) (Fr) (Sa) (So)   Motivation ☐☐☐☐

KRAFTTRAINING

Übung	Satz 1	Satz 2	Satz 3	Satz 4	Satz 5

AUSDAUERTRAINING

FRÜHSTÜCK

Fett   Eiweiß   Kohlenhydrate   Kcal

MITTAGESSEN

Fett   Eiweiß   Kohlenhydrate   Kcal

ABENDESSEN

Fett   Eiweiß   Kohlenhydrate   Kcal

SNACKS

Fett   Eiweiß   Kohlenhydrate   Kcal

WASSER

☐ ☐ ☐ ☐ ☐ ☐ ☐ ☐ ☐

NOTIZEN

BEWERTUNG

☆ ☆ ☆ ☆ ☆

WOCHE 8

📅 Datum _________________ 🕐 Uhrzeit ________ bis ________

(Mo) (Di) (Mi) (Do) (Fr) (Sa) (So)   Motivation ⬡

KRAFTTRAINING

Übung	Satz 1	Satz 2	Satz 3	Satz 4	Satz 5

AUSDAUERTRAINING

FRÜHSTÜCK

Fett   Eiweiß   Kohlenhydrate   Kcal

MITTAGESSEN

Fett   Eiweiß   Kohlenhydrate   Kcal

ABENDESSEN

Fett   Eiweiß   Kohlenhydrate   Kcal

SNACKS

Fett   Eiweiß   Kohlenhydrate   Kcal

WASSER

NOTIZEN

BEWERTUNG

☆ ☆ ☆ ☆ ☆

WOCHE 8

Datum _______________ **Uhrzeit** _______ **bis** _______

(Mo) (Di) (Mi) (Do) (Fr) (Sa) (So)   **Motivation** ⬜⬜⬜⬜

KRAFTTRAINING

Übung	Satz 1	Satz 2	Satz 3	Satz 4	Satz 5

AUSDAUERTRAINING

FRÜHSTÜCK

Fett   Eiweiß   Kohlenhydrate   Kcal

MITTAGESSEN

Fett   Eiweiß   Kohlenhydrate   Kcal

ABENDESSEN

Fett   Eiweiß   Kohlenhydrate   Kcal

SNACKS

Fett   Eiweiß   Kohlenhydrate   Kcal

WASSER

⬜⬜⬜⬜⬜⬜⬜⬜⬜⬜

NOTIZEN

BEWERTUNG

☆☆☆☆☆

NOTIZEN

WOCHE 9

Datum _______________ Uhrzeit_______ bis_______

(Mo) (Di) (Mi) (Do) (Fr) (Sa) (So)   Motivation

KRAFTTRAINING

Übung	Satz 1	Satz 2	Satz 3	Satz 4	Satz 5

AUSDAUERTRAINING

FRÜHSTÜCK

Fett   Eiweiß   Kohlenhydrate   Kcal

MITTAGESSEN

Fett   Eiweiß   Kohlenhydrate   Kcal

ABENDESSEN

Fett   Eiweiß   Kohlenhydrate   Kcal

SNACKS

Fett   Eiweiß   Kohlenhydrate   Kcal

WASSER

NOTIZEN

BEWERTUNG
☆ ☆ ☆ ☆ ☆

WOCHE 9

Datum _________________ **Uhrzeit** _______ **bis** _______

(Mo) (Di) (Mi) (Do) (Fr) (Sa) (So)   **Motivation**

KRAFTTRAINING

Übung	Satz 1	Satz 2	Satz 3	Satz 4	Satz 5

AUSDAUERTRAINING

FRÜHSTÜCK

Fett — Eiweiß — Kohlenhydrate — Kcal

MITTAGESSEN

Fett — Eiweiß — Kohlenhydrate — Kcal

ABENDESSEN

Fett — Eiweiß — Kohlenhydrate — Kcal

SNACKS

Fett — Eiweiß — Kohlenhydrate — Kcal

WASSER

NOTIZEN

BEWERTUNG

☆ ☆ ☆ ☆ ☆

WOCHE 9

📅 Datum _________________ 🕐 Uhrzeit _______ bis _______

(Mo) (Di) (Mi) (Do) (Fr) (Sa) (So)   Motivation ☐☐☐

─ KRAFTTRAINING ─

Übung	Satz 1	Satz 2	Satz 3	Satz 4	Satz 5

─ AUSDAUERTRAINING ─

─ FRÜHSTÜCK ─

Fett   Eiweiß   Kohlenhydrate   Kcal

─ MITTAGESSEN ─

Fett   Eiweiß   Kohlenhydrate   Kcal

─ ABENDESSEN ─

Fett   Eiweiß   Kohlenhydrate   Kcal

─ SNACKS ─

Fett   Eiweiß   Kohlenhydrate   Kcal

WASSER

☐☐☐☐☐☐☐☐☐

─ NOTIZEN ─

BEWERTUNG

☆☆☆☆☆

WOCHE 9

Datum ______________________ **Uhrzeit** _______ **bis** _______

(Mo) (Di) (Mi) (Do) (Fr) (Sa) (So)   Motivation [| | |]

KRAFTTRAINING

Übung	Satz 1	Satz 2	Satz 3	Satz 4	Satz 5

AUSDAUERTRAINING

FRÜHSTÜCK

Fett Eiweiß Kohlenhydrate Kcal

MITTAGESSEN

Fett Eiweiß Kohlenhydrate Kcal

ABENDESSEN

Fett Eiweiß Kohlenhydrate Kcal

SNACKS

Fett Eiweiß Kohlenhydrate Kcal

WASSER

☐ ☐ ☐ ☐ ☐ ☐ ☐ ☐ ☐

NOTIZEN

BEWERTUNG

☆ ☆ ☆ ☆ ☆

WOCHE 9

📅 Datum _________________ 🕐 Uhrzeit ______ bis ______

(Mo)(Di)(Mi)(Do)(Fr)(Sa)(So)   Motivation ⬜⬜⬜

KRAFTTRAINING

Übung	Satz 1	Satz 2	Satz 3	Satz 4	Satz 5

AUSDAUERTRAINING

FRÜHSTÜCK

Fett — Eiweiß — Kohlenhydrate — Kcal

MITTAGESSEN

Fett — Eiweiß — Kohlenhydrate — Kcal

ABENDESSEN

Fett — Eiweiß — Kohlenhydrate — Kcal

SNACKS

Fett — Eiweiß — Kohlenhydrate — Kcal

WASSER

⬜⬜⬜⬜⬜⬜⬜⬜⬜

NOTIZEN

BEWERTUNG

☆☆☆☆☆

WOCHE 9

📅 Datum _______________ 🕐 Uhrzeit______ bis______

Mo Di Mi Do Fr Sa So   Motivation ⬚⬚⬚⬚

KRAFTTRAINING

Übung	Satz 1	Satz 2	Satz 3	Satz 4	Satz 5

AUSDAUERTRAINING

FRÜHSTÜCK

Fett   Eiweiß   Kohlenhydrate   Kcal

MITTAGESSEN

Fett   Eiweiß   Kohlenhydrate   Kcal

ABENDESSEN

Fett   Eiweiß   Kohlenhydrate   Kcal

SNACKS

Fett   Eiweiß   Kohlenhydrate   Kcal

WASSER

☐ ☐ ☐ ☐ ☐ ☐ ☐ ☐ ☐

NOTIZEN

BEWERTUNG

☆ ☆ ☆ ☆ ☆

WOCHE 9

📅 Datum _________________ 🕐 Uhrzeit_______ bis_______

(Mo) (Di) (Mi) (Do) (Fr) (Sa) (So)   Motivation ⬜⬜⬜⬜

KRAFTTRAINING

Übung	Satz 1	Satz 2	Satz 3	Satz 4	Satz 5

AUSDAUERTRAINING

FRÜHSTÜCK

Fett   Eiweiß   Kohlenhydrate   Kcal

MITTAGESSEN

Fett   Eiweiß   Kohlenhydrate   Kcal

ABENDESSEN

Fett   Eiweiß   Kohlenhydrate   Kcal

SNACKS

Fett   Eiweiß   Kohlenhydrate   Kcal

WASSER

⬜⬜⬜⬜⬜⬜⬜⬜⬜⬜

NOTIZEN

BEWERTUNG

☆☆☆☆☆

NOTIZEN

WOCHE 10

📅 Datum _______________ 🕐 Uhrzeit_______ bis_______

(Mo) (Di) (Mi) (Do) (Fr) (Sa) (So)   Motivation

KRAFTTRAINING

Übung	Satz 1	Satz 2	Satz 3	Satz 4	Satz 5

AUSDAUERTRAINING

FRÜHSTÜCK

Fett   Eiweiß   Kohlenhydrate   Kcal

MITTAGESSEN

Fett   Eiweiß   Kohlenhydrate   Kcal

ABENDESSEN

Fett   Eiweiß   Kohlenhydrate   Kcal

SNACKS

Fett   Eiweiß   Kohlenhydrate   Kcal

WASSER

NOTIZEN

BEWERTUNG
☆ ☆ ☆ ☆ ☆

WOCHE 10

Datum ______________ **Uhrzeit** ______ **bis** ______

(Mo) (Di) (Mi) (Do) (Fr) (Sa) (So)   Motivation [| | |]

KRAFTTRAINING

Übung	Satz 1	Satz 2	Satz 3	Satz 4	Satz 5

AUSDAUERTRAINING

FRÜHSTÜCK

Fett   Eiweiß   Kohlenhydrate   Kcal

MITTAGESSEN

Fett   Eiweiß   Kohlenhydrate   Kcal

ABENDESSEN

Fett   Eiweiß   Kohlenhydrate   Kcal

SNACKS

Fett   Eiweiß   Kohlenhydrate   Kcal

WASSER

☐ ☐ ☐ ☐ ☐ ☐ ☐ ☐ ☐

NOTIZEN

BEWERTUNG

☆ ☆ ☆ ☆ ☆

WOCHE 10

Datum _______________ **Uhrzeit** _______ bis _______

(Mo) (Di) (Mi) (Do) (Fr) (Sa) (So)   **Motivation** ▢▢▢

KRAFTTRAINING

Übung	Satz 1	Satz 2	Satz 3	Satz 4	Satz 5

AUSDAUERTRAINING

FRÜHSTÜCK

Fett   Eiweiß   Kohlenhydrate   Kcal

MITTAGESSEN

Fett   Eiweiß   Kohlenhydrate   Kcal

ABENDESSEN

Fett   Eiweiß   Kohlenhydrate   Kcal

SNACKS

Fett   Eiweiß   Kohlenhydrate   Kcal

WASSER

NOTIZEN

BEWERTUNG

☆ ☆ ☆ ☆ ☆

WOCHE 10

📅 Datum ________________________   🕐 Uhrzeit _______ bis _______

(Mo) (Di) (Mi) (Do) (Fr) (Sa) (So)   Motivation ⬡⬡⬡⬡

KRAFTTRAINING

Übung	Satz 1	Satz 2	Satz 3	Satz 4	Satz 5

AUSDAUERTRAINING

FRÜHSTÜCK

Fett   Eiweiß   Kohlenhydrate   Kcal

MITTAGESSEN

Fett   Eiweiß   Kohlenhydrate   Kcal

ABENDESSEN

Fett   Eiweiß   Kohlenhydrate   Kcal

SNACKS

Fett   Eiweiß   Kohlenhydrate   Kcal

WASSER

☐ ☐ ☐ ☐ ☐ ☐ ☐ ☐ ☐

NOTIZEN

BEWERTUNG

☆ ☆ ☆ ☆ ☆

WOCHE 10

Datum _______________ **Uhrzeit** _______ bis _______

(Mo) (Di) (Mi) (Do) (Fr) (Sa) (So)   Motivation

KRAFTTRAINING

Übung	Satz 1	Satz 2	Satz 3	Satz 4	Satz 5

AUSDAUERTRAINING

FRÜHSTÜCK

Fett   Eiweiß   Kohlenhydrate   Kcal

MITTAGESSEN

Fett   Eiweiß   Kohlenhydrate   Kcal

ABENDESSEN

Fett   Eiweiß   Kohlenhydrate   Kcal

SNACKS

Fett   Eiweiß   Kohlenhydrate   Kcal

WASSER

NOTIZEN

BEWERTUNG

☆ ☆ ☆ ☆ ☆

WOCHE 10

Datum _______________ **Uhrzeit** _______ bis _______

(Mo) (Di) (Mi) (Do) (Fr) (Sa) (So)   **Motivation**

KRAFTTRAINING

Übung	Satz 1	Satz 2	Satz 3	Satz 4	Satz 5

AUSDAUERTRAINING

FRÜHSTÜCK

Fett   Eiweiß   Kohlenhydrate   Kcal

MITTAGESSEN

Fett   Eiweiß   Kohlenhydrate   Kcal

ABENDESSEN

Fett   Eiweiß   Kohlenhydrate   Kcal

SNACKS

Fett   Eiweiß   Kohlenhydrate   Kcal

WASSER

NOTIZEN

BEWERTUNG
☆ ☆ ☆ ☆ ☆

WOCHE 10

KRAFTTRAINING

Übung	Satz 1	Satz 2	Satz 3	Satz 4	Satz 5

AUSDAUERTRAINING

FRÜHSTÜCK

Fett   Eiweiß   Kohlenhydrate   Kcal

MITTAGESSEN

Fett   Eiweiß   Kohlenhydrate   Kcal

ABENDESSEN

Fett   Eiweiß   Kohlenhydrate   Kcal

SNACKS

Fett   Eiweiß   Kohlenhydrate   Kcal

WASSER

NOTIZEN

BEWERTUNG

NOTIZEN

WOCHE 11

Datum _______________ **Uhrzeit** _______ bis _______

(Mo)(Di)(Mi)(Do)(Fr)(Sa)(So)   **Motivation** [| | |]

KRAFTTRAINING

Übung	Satz 1	Satz 2	Satz 3	Satz 4	Satz 5

AUSDAUERTRAINING

FRÜHSTÜCK

Fett   Eiweiß   Kohlenhydrate   Kcal

MITTAGESSEN

Fett   Eiweiß   Kohlenhydrate   Kcal

ABENDESSEN

Fett   Eiweiß   Kohlenhydrate   Kcal

SNACKS

Fett   Eiweiß   Kohlenhydrate   Kcal

WASSER

☐ ☐ ☐ ☐ ☐ ☐ ☐ ☐ ☐ ☐

NOTIZEN

BEWERTUNG

☆ ☆ ☆ ☆ ☆

WOCHE 11

📅 Datum _______________ 🕐 Uhrzeit_______ bis_____

(Mo)(Di)(Mi)(Do)(Fr)(Sa)(So) Motivation ⬡⬡⬡⬡

KRAFTTRAINING

Übung	Satz 1	Satz 2	Satz 3	Satz 4	Satz 5

AUSDAUERTRAINING

FRÜHSTÜCK

Fett　　Eiweiß　　Kohlenhydrate　　Kcal

MITTAGESSEN

Fett　　Eiweiß　　Kohlenhydrate　　Kcal

ABENDESSEN

Fett　　Eiweiß　　Kohlenhydrate　　Kcal

SNACKS

Fett　　Eiweiß　　Kohlenhydrate　　Kcal

WASSER

NOTIZEN

BEWERTUNG

☆ ☆ ☆ ☆ ☆

WOCHE 11

Datum _______________ Uhrzeit_______ bis_______

(Mo) (Di) (Mi) (Do) (Fr) (Sa) (So)   Motivation

KRAFTTRAINING

Übung	Satz 1	Satz 2	Satz 3	Satz 4	Satz 5

AUSDAUERTRAINING

FRÜHSTÜCK

Fett   Eiweiß   Kohlenhydrate   Kcal

MITTAGESSEN

Fett   Eiweiß   Kohlenhydrate   Kcal

ABENDESSEN

Fett   Eiweiß   Kohlenhydrate   Kcal

SNACKS

Fett   Eiweiß   Kohlenhydrate   Kcal

WASSER

NOTIZEN

BEWERTUNG

☆☆☆☆☆

WOCHE 11

Datum _________________ **Uhrzeit** _______ bis _______

Mo Di Mi Do Fr Sa So   Motivation

KRAFTTRAINING

Übung	Satz 1	Satz 2	Satz 3	Satz 4	Satz 5

AUSDAUERTRAINING

FRÜHSTÜCK

Fett   Eiweiß   Kohlenhydrate   Kcal

MITTAGESSEN

Fett   Eiweiß   Kohlenhydrate   Kcal

ABENDESSEN

Fett   Eiweiß   Kohlenhydrate   Kcal

SNACKS

Fett   Eiweiß   Kohlenhydrate   Kcal

WASSER

NOTIZEN

BEWERTUNG

WOCHE 11

📅 Datum _________________ 🕐 Uhrzeit________ bis________

(Mo) (Di) (Mi) (Do) (Fr) (Sa) (So)   Motivation [| | |]

— KRAFTTRAINING —

Übung	Satz 1	Satz 2	Satz 3	Satz 4	Satz 5

— AUSDAUERTRAINING —

FRÜHSTÜCK

Fett   Eiweiß   Kohlenhydrate   Kcal

MITTAGESSEN

Fett   Eiweiß   Kohlenhydrate   Kcal

ABENDESSEN

Fett   Eiweiß   Kohlenhydrate   Kcal

SNACKS

Fett   Eiweiß   Kohlenhydrate   Kcal

WASSER

☐ ☐ ☐ ☐ ☐ ☐ ☐ ☐ ☐

NOTIZEN

BEWERTUNG

☆ ☆ ☆ ☆ ☆

WOCHE 11

📅 Datum _____________ 🕐 Uhrzeit_____ bis_____

(Mo) (Di) (Mi) (Do) (Fr) (Sa) (So)   Motivation ▭▭▭▭

KRAFTTRAINING

Übung	Satz 1	Satz 2	Satz 3	Satz 4	Satz 5

AUSDAUERTRAINING

FRÜHSTÜCK

Fett   Eiweiß   Kohlenhydrate   Kcal

MITTAGESSEN

Fett   Eiweiß   Kohlenhydrate   Kcal

ABENDESSEN

Fett   Eiweiß   Kohlenhydrate   Kcal

SNACKS

Fett   Eiweiß   Kohlenhydrate   Kcal

WASSER

▯ ▯ ▯ ▯ ▯ ▯ ▯ ▯ ▯

NOTIZEN

BEWERTUNG

☆ ☆ ☆ ☆ ☆

WOCHE 11

Datum _______________ **Uhrzeit** _______ bis _______

(Mo)(Di)(Mi)(Do)(Fr)(Sa)(So)   Motivation ▭▭▭▭

KRAFTTRAINING

Übung	Satz 1	Satz 2	Satz 3	Satz 4	Satz 5

AUSDAUERTRAINING

FRÜHSTÜCK

Fett   Eiweiß   Kohlenhydrate   Kcal

MITTAGESSEN

Fett   Eiweiß   Kohlenhydrate   Kcal

ABENDESSEN

Fett   Eiweiß   Kohlenhydrate   Kcal

SNACKS

Fett   Eiweiß   Kohlenhydrate   Kcal

WASSER

▯▯▯▯▯▯▯▯▯

NOTIZEN

BEWERTUNG

☆☆☆☆☆

NOTIZEN

WOCHE 12

📅 **Datum** _________________ 🕐 **Uhrzeit** _______ bis _______

(Mo) (Di) (Mi) (Do) (Fr) (Sa) (So)   **Motivation** ☐☐☐☐

─ KRAFTTRAINING ─

Übung	Satz 1	Satz 2	Satz 3	Satz 4	Satz 5

─ AUSDAUERTRAINING ─

─ FRÜHSTÜCK ─

Fett   Eiweiß   Kohlenhydrate   Kcal

─ MITTAGESSEN ─

Fett   Eiweiß   Kohlenhydrate   Kcal

─ ABENDESSEN ─

Fett   Eiweiß   Kohlenhydrate   Kcal

─ SNACKS ─

Fett   Eiweiß   Kohlenhydrate   Kcal

WASSER

☐☐☐☐☐☐☐☐☐

─ NOTIZEN ─

BEWERTUNG

☆☆☆☆☆

WOCHE 12

Datum _________________ Uhrzeit ________ bis ________

(Mo) (Di) (Mi) (Do) (Fr) (Sa) (So)   Motivation ⬚⬚⬚

KRAFTTRAINING

Übung	Satz 1	Satz 2	Satz 3	Satz 4	Satz 5

AUSDAUERTRAINING

FRÜHSTÜCK

Fett   Eiweiß   Kohlenhydrate   Kcal

MITTAGESSEN

Fett   Eiweiß   Kohlenhydrate   Kcal

ABENDESSEN

Fett   Eiweiß   Kohlenhydrate   Kcal

SNACKS

Fett   Eiweiß   Kohlenhydrate   Kcal

WASSER

☐☐☐☐☐☐☐☐☐☐

NOTIZEN

BEWERTUNG

☆☆☆☆☆

WOCHE 12

📅 Datum _______________ 🕐 Uhrzeit_______ bis_______

(Mo) (Di) (Mi) (Do) (Fr) (Sa) (So)   Motivation ⬚⬚⬚

─ KRAFTTRAINING ─

Übung	Satz 1	Satz 2	Satz 3	Satz 4	Satz 5
....	....	....	....	....	....
....	....	....	....	....	....
....	....	....	....	....	....
....	....	....	....	....	....
....	....	....	....	....	....
....	....	....	....	....	....
....	....	....	....	....	....
....	....	....	....	....	....
....	....	....	....	....	....
....	....	....	....	....	....

─ AUSDAUERTRAINING ─

─ FRÜHSTÜCK ─

Fett   Eiweiß   Kohlenhydrate   Kcal

─ MITTAGESSEN ─

Fett   Eiweiß   Kohlenhydrate   Kcal

─ ABENDESSEN ─

Fett   Eiweiß   Kohlenhydrate   Kcal

─ SNACKS ─

Fett   Eiweiß   Kohlenhydrate   Kcal

WASSER

⬚⬚⬚⬚⬚⬚⬚⬚⬚

─ NOTIZEN ─

BEWERTUNG

☆ ☆ ☆ ☆ ☆

WOCHE 12

Datum _______________ **Uhrzeit** _______ bis _______

(Mo)(Di)(Mi)(Do)(Fr)(Sa)(So) Motivation ⬚

KRAFTTRAINING

Übung	Satz 1	Satz 2	Satz 3	Satz 4	Satz 5

AUSDAUERTRAINING

FRÜHSTÜCK

Fett   Eiweiß   Kohlenhydrate   Kcal

MITTAGESSEN

Fett   Eiweiß   Kohlenhydrate   Kcal

ABENDESSEN

Fett   Eiweiß   Kohlenhydrate   Kcal

SNACKS

Fett   Eiweiß   Kohlenhydrate   Kcal

WASSER

NOTIZEN

BEWERTUNG
☆ ☆ ☆ ☆ ☆

WOCHE 12

📅 Datum ______________ **🕐 Uhrzeit** ______ bis ______

(Mo)(Di)(Mi)(Do)(Fr)(Sa)(So)   Motivation ⬚⬚⬚⬚

KRAFTTRAINING

Übung	Satz 1	Satz 2	Satz 3	Satz 4	Satz 5

AUSDAUERTRAINING

FRÜHSTÜCK

Fett   Eiweiß   Kohlenhydrate   Kcal

MITTAGESSEN

Fett   Eiweiß   Kohlenhydrate   Kcal

ABENDESSEN

Fett   Eiweiß   Kohlenhydrate   Kcal

SNACKS

Fett   Eiweiß   Kohlenhydrate   Kcal

WASSER

☐ ☐ ☐ ☐ ☐ ☐ ☐ ☐ ☐

NOTIZEN

BEWERTUNG

☆ ☆ ☆ ☆ ☆

WOCHE 2

Datum _________________ **Uhrzeit** _______ bis _______

(Mo) (Di) (Mi) (Do) (Fr) (Sa) (So)   Motivation [| | |]

KRAFTTRAINING

Übung	Satz 1	Satz 2	Satz 3	Satz 4	Satz 5

AUSDAUERTRAINING

FRÜHSTÜCK

Fett   Eiweiß   Kohlenhydrate   Kcal

MITTAGESSEN

Fett   Eiweiß   Kohlenhydrate   Kcal

ABENDESSEN

Fett   Eiweiß   Kohlenhydrate   Kcal

SNACKS

Fett   Eiweiß   Kohlenhydrate   Kcal

WASSER

NOTIZEN

BEWERTUNG

☆ ☆ ☆ ☆ ☆

WOCHE 2

📅 Datum _________________ 🕐 Uhrzeit_______ bis_______

(Mo) (Di) (Mi) (Do) (Fr) (Sa) (So)   Motivation ▢▢▢▢

KRAFTTRAINING

Übung	Satz 1	Satz 2	Satz 3	Satz 4	Satz 5

AUSDAUERTRAINING

FRÜHSTÜCK

Fett   Eiweiß   Kohlenhydrate   Kcal

MITTAGESSEN

Fett   Eiweiß   Kohlenhydrate   Kcal

ABENDESSEN

Fett   Eiweiß   Kohlenhydrate   Kcal

SNACKS

Fett   Eiweiß   Kohlenhydrate   Kcal

WASSER

▯ ▯ ▯ ▯ ▯ ▯ ▯ ▯ ▯

NOTIZEN

BEWERTUNG

☆ ☆ ☆ ☆ ☆

NOTIZEN

WOCHE 3

Datum ______________ **Uhrzeit** ______ **bis** ______

(Mo)(Di)(Mi)(Do)(Fr)(Sa)(So)   **Motivation** ⬚⬚⬚⬚

KRAFTTRAINING

Übung	Satz 1	Satz 2	Satz 3	Satz 4	Satz 5

AUSDAUERTRAINING

FRÜHSTÜCK

Fett   Eiweiß   Kohlenhydrate   Kcal

MITTAGESSEN

Fett   Eiweiß   Kohlenhydrate   Kcal

ABENDESSEN

Fett   Eiweiß   Kohlenhydrate   Kcal

SNACKS

Fett   Eiweiß   Kohlenhydrate   Kcal

WASSER

▢ ▢ ▢ ▢ ▢ ▢ ▢ ▢ ▢

NOTIZEN

BEWERTUNG

☆ ☆ ☆ ☆ ☆

WOCHE 3

📅 Datum _______________ 🕐 Uhrzeit_______ bis_______

(Mo) (Di) (Mi) (Do) (Fr) (Sa) (So)   Motivation ⬚⬚⬚⬚

— KRAFTTRAINING —

Übung	Satz 1	Satz 2	Satz 3	Satz 4	Satz 5

— AUSDAUERTRAINING —

— FRÜHSTÜCK —

Fett   Eiweiß   Kohlenhydrate   Kcal

— MITTAGESSEN —

Fett   Eiweiß   Kohlenhydrate   Kcal

— ABENDESSEN —

Fett   Eiweiß   Kohlenhydrate   Kcal

— SNACKS —

Fett   Eiweiß   Kohlenhydrate   Kcal

WASSER

▽ ▽ ▽ ▽ ▽ ▽ ▽ ▽ ▽

— NOTIZEN —

BEWERTUNG

☆ ☆ ☆ ☆ ☆

WOCHE 3

📅 Datum _________________ 🕐 Uhrzeit _______ bis _______

(Mo) (Di) (Mi) (Do) (Fr) (Sa) (So)   Motivation ⬚⬚⬚

KRAFTTRAINING

Übung	Satz 1	Satz 2	Satz 3	Satz 4	Satz 5

AUSDAUERTRAINING

FRÜHSTÜCK

Fett   Eiweiß   Kohlenhydrate   Kcal

MITTAGESSEN

Fett   Eiweiß   Kohlenhydrate   Kcal

ABENDESSEN

Fett   Eiweiß   Kohlenhydrate   Kcal

SNACKS

Fett   Eiweiß   Kohlenhydrate   Kcal

WASSER

NOTIZEN

BEWERTUNG

☆☆☆☆☆

WOCHE 3

📅 Datum ________________   🕐 Uhrzeit ________ bis ________

(Mo) (Di) (Mi) (Do) (Fr) (Sa) (So)   Motivation ▭▭▭▭

KRAFTTRAINING

Übung	Satz 1	Satz 2	Satz 3	Satz 4	Satz 5

AUSDAUERTRAINING

FRÜHSTÜCK

Fett   Eiweiß   Kohlenhydrate   Kcal

MITTAGESSEN

Fett   Eiweiß   Kohlenhydrate   Kcal

ABENDESSEN

Fett   Eiweiß   Kohlenhydrate   Kcal

SNACKS

Fett   Eiweiß   Kohlenhydrate   Kcal

WASSER

▽ ▽ ▽ ▽ ▽ ▽ ▽ ▽ ▽ ▽

NOTIZEN

BEWERTUNG

☆ ☆ ☆ ☆ ☆

WOCHE 3

Datum _________________ **Uhrzeit** ______ bis ______

(Mo) (Di) (Mi) (Do) (Fr) (Sa) (So)   Motivation [| | |]

KRAFTTRAINING

Übung	Satz 1	Satz 2	Satz 3	Satz 4	Satz 5

AUSDAUERTRAINING

FRÜHSTÜCK

Fett   Eiweiß   Kohlenhydrate   Kcal

MITTAGESSEN

Fett   Eiweiß   Kohlenhydrate   Kcal

ABENDESSEN

Fett   Eiweiß   Kohlenhydrate   Kcal

SNACKS

Fett   Eiweiß   Kohlenhydrate   Kcal

WASSER

☐ ☐ ☐ ☐ ☐ ☐ ☐ ☐ ☐

NOTIZEN

BEWERTUNG

☆ ☆ ☆ ☆ ☆

WOCHE 3

Datum _______________ **Uhrzeit**______ **bis**______

Mo | Di | Mi | Do | Fr | Sa | So

Motivation

KRAFTTRAINING

Übung	Satz 1	Satz 2	Satz 3	Satz 4	Satz 5

AUSDAUERTRAINING

FRÜHSTÜCK

Fett   Eiweiß   Kohlenhydrate   Kcal

MITTAGESSEN

Fett   Eiweiß   Kohlenhydrate   Kcal

ABENDESSEN

Fett   Eiweiß   Kohlenhydrate   Kcal

SNACKS

Fett   Eiweiß   Kohlenhydrate   Kcal

WASSER

NOTIZEN

BEWERTUNG

WOCHE 3

📅 Datum _________________ 🕐 Uhrzeit _______ bis _______

(Mo) (Di) (Mi) (Do) (Fr) (Sa) (So)   Motivation ▭▭▭▭

KRAFTTRAINING

Übung	Satz 1	Satz 2	Satz 3	Satz 4	Satz 5

AUSDAUERTRAINING

FRÜHSTÜCK

Fett   Eiweiß   Kohlenhydrate   Kcal

MITTAGESSEN

Fett   Eiweiß   Kohlenhydrate   Kcal

ABENDESSEN

Fett   Eiweiß   Kohlenhydrate   Kcal

SNACKS

Fett   Eiweiß   Kohlenhydrate   Kcal

WASSER

NOTIZEN

BEWERTUNG

☆ ☆ ☆ ☆ ☆

NOTIZEN

WOCHE 4

Datum _________________ **Uhrzeit** _______ **bis** _______

(Mo) (Di) (Mi) (Do) (Fr) (Sa) (So)   **Motivation** [| | |]

KRAFTTRAINING

Übung	Satz 1	Satz 2	Satz 3	Satz 4	Satz 5

AUSDAUERTRAINING

FRÜHSTÜCK

Fett   Eiweiß   Kohlenhydrate   Kcal

MITTAGESSEN

Fett   Eiweiß   Kohlenhydrate   Kcal

ABENDESSEN

Fett   Eiweiß   Kohlenhydrate   Kcal

SNACKS

Fett   Eiweiß   Kohlenhydrate   Kcal

WASSER

NOTIZEN

BEWERTUNG

☆ ☆ ☆ ☆ ☆

WOCHE 4

Datum _______________ **Uhrzeit** _______ bis _______

(Mo) (Di) (Mi) (Do) (Fr) (Sa) (So)   Motivation ⬚⬚⬚⬚

KRAFTTRAINING

Übung	Satz 1	Satz 2	Satz 3	Satz 4	Satz 5

AUSDAUERTRAINING

FRÜHSTÜCK

Fett   Eiweiß   Kohlenhydrate   Kcal

MITTAGESSEN

Fett   Eiweiß   Kohlenhydrate   Kcal

ABENDESSEN

Fett   Eiweiß   Kohlenhydrate   Kcal

SNACKS

Fett   Eiweiß   Kohlenhydrate   Kcal

WASSER

⬚ ⬚ ⬚ ⬚ ⬚ ⬚ ⬚ ⬚ ⬚ ⬚

NOTIZEN

BEWERTUNG

☆ ☆ ☆ ☆ ☆

WOCHE 4

Datum _______________ **Uhrzeit** _______ bis _______

(Mo) (Di) (Mi) (Do) (Fr) (Sa) (So)   Motivation ▭▭▭▭

KRAFTTRAINING

Übung	Satz 1	Satz 2	Satz 3	Satz 4	Satz 5

AUSDAUERTRAINING

FRÜHSTÜCK

Fett   Eiweiß   Kohlenhydrate   Kcal

MITTAGESSEN

Fett   Eiweiß   Kohlenhydrate   Kcal

ABENDESSEN

Fett   Eiweiß   Kohlenhydrate   Kcal

SNACKS

Fett   Eiweiß   Kohlenhydrate   Kcal

WASSER

☐ ☐ ☐ ☐ ☐ ☐ ☐ ☐

NOTIZEN

BEWERTUNG

☆ ☆ ☆ ☆ ☆

WOCHE 4

📅 Datum _______________ 🕐 Uhrzeit_______ bis_______

(Mo) (Di) (Mi) (Do) (Fr) (Sa) (So)   Motivation ▭▭▭▭

KRAFTTRAINING

Übung	Satz 1	Satz 2	Satz 3	Satz 4	Satz 5

AUSDAUERTRAINING

FRÜHSTÜCK

Fett   Eiweiß   Kohlenhydrate   Kcal

MITTAGESSEN

Fett   Eiweiß   Kohlenhydrate   Kcal

ABENDESSEN

Fett   Eiweiß   Kohlenhydrate   Kcal

SNACKS

Fett   Eiweiß   Kohlenhydrate   Kcal

WASSER

▯ ▯ ▯ ▯ ▯ ▯ ▯ ▯ ▯

NOTIZEN

BEWERTUNG

☆ ☆ ☆ ☆ ☆

WOCHE 4

Datum _______________ Uhrzeit_______ bis_______

(Mo) (Di) (Mi) (Do) (Fr) (Sa) (So) Motivation ☐☐☐☐

KRAFTTRAINING

Übung	Satz 1	Satz 2	Satz 3	Satz 4	Satz 5

AUSDAUERTRAINING

FRÜHSTÜCK

Fett   Eiweiß   Kohlenhydrate   Kcal

MITTAGESSEN

Fett   Eiweiß   Kohlenhydrate   Kcal

ABENDESSEN

Fett   Eiweiß   Kohlenhydrate   Kcal

SNACKS

Fett   Eiweiß   Kohlenhydrate   Kcal

WASSER

☐ ☐ ☐ ☐ ☐ ☐ ☐ ☐ ☐

NOTIZEN

BEWERTUNG

☆ ☆ ☆ ☆ ☆

WOCHE 4

📅 Datum _________________ 🕐 Uhrzeit _______ bis _______

(Mo) (Di) (Mi) (Do) (Fr) (Sa) (So)   Motivation ⬡

KRAFTTRAINING

Übung	Satz 1	Satz 2	Satz 3	Satz 4	Satz 5

AUSDAUERTRAINING

FRÜHSTÜCK

Fett   Eiweiß   Kohlenhydrate   Kcal

MITTAGESSEN

Fett   Eiweiß   Kohlenhydrate   Kcal

ABENDESSEN

Fett   Eiweiß   Kohlenhydrate   Kcal

SNACKS

Fett   Eiweiß   Kohlenhydrate   Kcal

WASSER

NOTIZEN

BEWERTUNG

☆ ☆ ☆ ☆ ☆

WOCHE 4

📅 Datum _________________ 🕐 Uhrzeit _______ bis _______

(Mo) (Di) (Mi) (Do) (Fr) (Sa) (So)   Motivation [| | |]

┌ KRAFTTRAINING

Übung	Satz 1	Satz 2	Satz 3	Satz 4	Satz 5
....	....	....	....	....	....
....	....	....	....	....	....
....	....	....	....	....	....
....	....	....	....	....	....
....	....	....	....	....	....
....	....	....	....	....	....
....	....	....	....	....	....
....	....	....	....	....	....
....	....	....	....	....	....
....	....	....	....	....	....

┌ AUSDAUERTRAINING

┌ FRÜHSTÜCK

Fett   Eiweiß   Kohlenhydrate   Kcal

┌ MITTAGESSEN

Fett   Eiweiß   Kohlenhydrate   Kcal

┌ ABENDESSEN

Fett   Eiweiß   Kohlenhydrate   Kcal

┌ SNACKS

Fett   Eiweiß   Kohlenhydrate   Kcal

WASSER

☐ ☐ ☐ ☐ ☐ ☐ ☐ ☐ ☐ ☐

┌ NOTIZEN

BEWERTUNG

☆ ☆ ☆ ☆ ☆

NOTIZEN

WOCHE 5

📅 Datum _______________ 🕐 Uhrzeit______ bis______

(Mo) (Di) (Mi) (Do) (Fr) (Sa) (So)   Motivation ⬚⬚⬚⬚

KRAFTTRAINING

Übung	Satz 1	Satz 2	Satz 3	Satz 4	Satz 5

AUSDAUERTRAINING

FRÜHSTÜCK

Fett   Eiweiß   Kohlenhydrate   Kcal

MITTAGESSEN

Fett   Eiweiß   Kohlenhydrate   Kcal

ABENDESSEN

Fett   Eiweiß   Kohlenhydrate   Kcal

SNACKS

Fett   Eiweiß   Kohlenhydrate   Kcal

WASSER

☐ ☐ ☐ ☐ ☐ ☐ ☐ ☐ ☐

NOTIZEN

BEWERTUNG

☆ ☆ ☆ ☆ ☆

WOCHE 5

Datum _________________ **Uhrzeit** _______ **bis** _______

(Mo) (Di) (Mi) (Do) (Fr) (Sa) (So) **Motivation**

KRAFTTRAINING

Übung	Satz 1	Satz 2	Satz 3	Satz 4	Satz 5

AUSDAUERTRAINING

FRÜHSTÜCK

Fett   Eiweiß   Kohlenhydrate   Kcal

MITTAGESSEN

Fett   Eiweiß   Kohlenhydrate   Kcal

ABENDESSEN

Fett   Eiweiß   Kohlenhydrate   Kcal

SNACKS

Fett   Eiweiß   Kohlenhydrate   Kcal

WASSER

NOTIZEN

BEWERTUNG

WOCHE 5

Datum _______________ **Uhrzeit** _______ **bis** _______

(Mo) (Di) (Mi) (Do) (Fr) (Sa) (So)   Motivation

KRAFTTRAINING

Übung	Satz 1	Satz 2	Satz 3	Satz 4	Satz 5

AUSDAUERTRAINING

FRÜHSTÜCK

Fett   Eiweiß   Kohlenhydrate   Kcal

MITTAGESSEN

Fett   Eiweiß   Kohlenhydrate   Kcal

ABENDESSEN

Fett   Eiweiß   Kohlenhydrate   Kcal

SNACKS

Fett   Eiweiß   Kohlenhydrate   Kcal

WASSER

NOTIZEN

BEWERTUNG
☆ ☆ ☆ ☆ ☆

WOCHE 5

Datum _______________ **Uhrzeit** _______ bis _______

(Mo)(Di)(Mi)(Do)(Fr)(Sa)(So)   Motivation [| | |]

KRAFTTRAINING

Übung	Satz 1	Satz 2	Satz 3	Satz 4	Satz 5

AUSDAUERTRAINING

FRÜHSTÜCK

Fett   Eiweiß   Kohlenhydrate   Kcal

MITTAGESSEN

Fett   Eiweiß   Kohlenhydrate   Kcal

ABENDESSEN

Fett   Eiweiß   Kohlenhydrate   Kcal

SNACKS

Fett   Eiweiß   Kohlenhydrate   Kcal

WASSER

☐ ☐ ☐ ☐ ☐ ☐ ☐ ☐ ☐

NOTIZEN

BEWERTUNG

☆ ☆ ☆ ☆ ☆

WOCHE 5

Datum _______________ **Uhrzeit**______ bis______

(Mo)(Di)(Mi)(Do)(Fr)(Sa)(So)   Motivation

KRAFTTRAINING

Übung	Satz 1	Satz 2	Satz 3	Satz 4	Satz 5

AUSDAUERTRAINING

FRÜHSTÜCK

Fett   Eiweiß   Kohlenhydrate   Kcal

MITTAGESSEN

Fett   Eiweiß   Kohlenhydrate   Kcal

ABENDESSEN

Fett   Eiweiß   Kohlenhydrate   Kcal

SNACKS

Fett   Eiweiß   Kohlenhydrate   Kcal

WASSER

NOTIZEN

BEWERTUNG

☆ ☆ ☆ ☆ ☆

WOCHE 5

Datum _______________ **Uhrzeit** ______ bis ______

(Mo) (Di) (Mi) (Do) (Fr) (Sa) (So)   Motivation

KRAFTTRAINING

Übung	Satz 1	Satz 2	Satz 3	Satz 4	Satz 5

AUSDAUERTRAINING

FRÜHSTÜCK

Fett   Eiweiß   Kohlenhydrate   Kcal

MITTAGESSEN

Fett   Eiweiß   Kohlenhydrate   Kcal

ABENDESSEN

Fett   Eiweiß   Kohlenhydrate   Kcal

SNACKS

Fett   Eiweiß   Kohlenhydrate   Kcal

WASSER

NOTIZEN

BEWERTUNG
☆ ☆ ☆ ☆ ☆

WOCHE 5

📅 Datum _________________ 🕐 Uhrzeit _______ bis _______

(Mo) (Di) (Mi) (Do) (Fr) (Sa) (So) Motivation ⬚⬚⬚⬚

KRAFTTRAINING

Übung	Satz 1	Satz 2	Satz 3	Satz 4	Satz 5

AUSDAUERTRAINING

FRÜHSTÜCK

Fett   Eiweiß   Kohlenhydrate   Kcal

MITTAGESSEN

Fett   Eiweiß   Kohlenhydrate   Kcal

ABENDESSEN

Fett   Eiweiß   Kohlenhydrate   Kcal

SNACKS

Fett   Eiweiß   Kohlenhydrate   Kcal

WASSER

☐ ☐ ☐ ☐ ☐ ☐ ☐ ☐

NOTIZEN

BEWERTUNG

☆ ☆ ☆ ☆ ☆

NOTIZEN

WOCHE 6

📅 Datum _______________ 🕐 Uhrzeit _______ bis _______

(Mo) (Di) (Mi) (Do) (Fr) (Sa) (So)　　Motivation [| | |]

KRAFTTRAINING

Übung	Satz 1	Satz 2	Satz 3	Satz 4	Satz 5

AUSDAUERTRAINING

FRÜHSTÜCK

Fett　　Eiweiß　　Kohlenhydrate　　Kcal

MITTAGESSEN

Fett　　Eiweiß　　Kohlenhydrate　　Kcal

ABENDESSEN

Fett　　Eiweiß　　Kohlenhydrate　　Kcal

SNACKS

Fett　　Eiweiß　　Kohlenhydrate　　Kcal

WASSER

☐ ☐ ☐ ☐ ☐ ☐ ☐ ☐

NOTIZEN

BEWERTUNG

☆ ☆ ☆ ☆ ☆

WOCHE 6

Datum _________________ Uhrzeit _______ bis _______

(Mo) (Di) (Mi) (Do) (Fr) (Sa) (So)   Motivation

KRAFTTRAINING

Übung	Satz 1	Satz 2	Satz 3	Satz 4	Satz 5

AUSDAUERTRAINING

FRÜHSTÜCK

Fett   Eiweiß   Kohlenhydrate   Kcal

MITTAGESSEN

Fett   Eiweiß   Kohlenhydrate   Kcal

ABENDESSEN

Fett   Eiweiß   Kohlenhydrate   Kcal

SNACKS

Fett   Eiweiß   Kohlenhydrate   Kcal

WASSER

NOTIZEN

BEWERTUNG

☆ ☆ ☆ ☆ ☆

WOCHE 6

📅 Datum _________________ 🕐 Uhrzeit _______ bis _______

(Mo) (Di) (Mi) (Do) (Fr) (Sa) (So)   Motivation [| | |]

KRAFTTRAINING

Übung	Satz 1	Satz 2	Satz 3	Satz 4	Satz 5

AUSDAUERTRAINING

FRÜHSTÜCK

Fett   Eiweiß   Kohlenhydrate   Kcal

MITTAGESSEN

Fett   Eiweiß   Kohlenhydrate   Kcal

ABENDESSEN

Fett   Eiweiß   Kohlenhydrate   Kcal

SNACKS

Fett   Eiweiß   Kohlenhydrate   Kcal

WASSER

☐ ☐ ☐ ☐ ☐ ☐ ☐ ☐ ☐

NOTIZEN

BEWERTUNG

☆ ☆ ☆ ☆ ☆

WOCHE 6

📅 Datum _______________ 🕐 Uhrzeit ______ bis ______

(Mo)(Di)(Mi)(Do)(Fr)(Sa)(So)   Motivation ▭▭▭▭

KRAFTTRAINING

Übung	Satz 1	Satz 2	Satz 3	Satz 4	Satz 5

AUSDAUERTRAINING

FRÜHSTÜCK

Fett   Eiweiß   Kohlenhydrate   Kcal

MITTAGESSEN

Fett   Eiweiß   Kohlenhydrate   Kcal

ABENDESSEN

Fett   Eiweiß   Kohlenhydrate   Kcal

SNACKS

Fett   Eiweiß   Kohlenhydrate   Kcal

WASSER

▯ ▯ ▯ ▯ ▯ ▯ ▯ ▯ ▯

NOTIZEN

BEWERTUNG

☆ ☆ ☆ ☆ ☆

WOCHE 6

Datum _______________ **Uhrzeit** _______ bis _______

(Mo) (Di) (Mi) (Do) (Fr) (Sa) (So)   **Motivation**

KRAFTTRAINING

Übung	Satz 1	Satz 2	Satz 3	Satz 4	Satz 5

AUSDAUERTRAINING

FRÜHSTÜCK

Fett · Eiweiß · Kohlenhydrate · Kcal

MITTAGESSEN

Fett · Eiweiß · Kohlenhydrate · Kcal

ABENDESSEN

Fett · Eiweiß · Kohlenhydrate · Kcal

SNACKS

Fett · Eiweiß · Kohlenhydrate · Kcal

WASSER

NOTIZEN

BEWERTUNG

☆ ☆ ☆ ☆ ☆

WOCHE 6

Datum _______________ **Uhrzeit** _______ bis _______

(Mo) (Di) (Mi) (Do) (Fr) (Sa) (So)   **Motivation** ▭▭▭▭

KRAFTTRAINING

Übung	Satz 1	Satz 2	Satz 3	Satz 4	Satz 5

AUSDAUERTRAINING

FRÜHSTÜCK

Fett   Eiweiß   Kohlenhydrate   Kcal

MITTAGESSEN

Fett   Eiweiß   Kohlenhydrate   Kcal

ABENDESSEN

Fett   Eiweiß   Kohlenhydrate   Kcal

SNACKS

Fett   Eiweiß   Kohlenhydrate   Kcal

WASSER

NOTIZEN

BEWERTUNG

☆☆☆☆☆

WOCHE 6

📅 Datum _________________ 🕐 Uhrzeit______ bis______

(Mo)(Di)(Mi)(Do)(Fr)(Sa)(So)　　Motivation [| | |]

KRAFTTRAINING

Übung	Satz 1	Satz 2	Satz 3	Satz 4	Satz 5

AUSDAUERTRAINING

FRÜHSTÜCK

Fett　　　　Eiweiß　　　　Kohlenhydrate　　　　Kcal

MITTAGESSEN

Fett　　　　Eiweiß　　　　Kohlenhydrate　　　　Kcal

ABENDESSEN

Fett　　　　Eiweiß　　　　Kohlenhydrate　　　　Kcal

SNACKS

Fett　　　　Eiweiß　　　　Kohlenhydrate　　　　Kcal

WASSER

☐ ☐ ☐ ☐ ☐ ☐ ☐ ☐ ☐ ☐

NOTIZEN

BEWERTUNG

☆ ☆ ☆ ☆ ☆

NOTIZEN

WOCHE 7

Datum ________________ **Uhrzeit** _______ bis ______

(Mo) (Di) (Mi) (Do) (Fr) (Sa) (So)   Motivation [| | |]

KRAFTTRAINING

Übung	Satz 1	Satz 2	Satz 3	Satz 4	Satz 5

AUSDAUERTRAINING

FRÜHSTÜCK

Fett   Eiweiß   Kohlenhydrate   Kcal

MITTAGESSEN

Fett   Eiweiß   Kohlenhydrate   Kcal

ABENDESSEN

Fett   Eiweiß   Kohlenhydrate   Kcal

SNACKS

Fett   Eiweiß   Kohlenhydrate   Kcal

WASSER

NOTIZEN

BEWERTUNG

☆ ☆ ☆ ☆ ☆

WOCHE 7

Datum _______________ **Uhrzeit** _______ **bis** _______

(Mo)(Di)(Mi)(Do)(Fr)(Sa)(So)   **Motivation** [| | |]

KRAFTTRAINING

Übung	Satz 1	Satz 2	Satz 3	Satz 4	Satz 5

AUSDAUERTRAINING

FRÜHSTÜCK

Fett   Eiweiß   Kohlenhydrate   Kcal

MITTAGESSEN

Fett   Eiweiß   Kohlenhydrate   Kcal

ABENDESSEN

Fett   Eiweiß   Kohlenhydrate   Kcal

SNACKS

Fett   Eiweiß   Kohlenhydrate   Kcal

WASSER

☐ ☐ ☐ ☐ ☐ ☐ ☐ ☐ ☐

NOTIZEN

BEWERTUNG

☆ ☆ ☆ ☆ ☆

WOCHE 7

Datum _______________ **Uhrzeit** _______ bis _______

Mo · Di · Mi · Do · Fr · Sa · So   **Motivation** ▢▢▢

KRAFTTRAINING

Übung	Satz 1	Satz 2	Satz 3	Satz 4	Satz 5

AUSDAUERTRAINING

FRÜHSTÜCK

Fett · Eiweiß · Kohlenhydrate · Kcal

MITTAGESSEN

Fett · Eiweiß · Kohlenhydrate · Kcal

ABENDESSEN

Fett · Eiweiß · Kohlenhydrate · Kcal

SNACKS

Fett · Eiweiß · Kohlenhydrate · Kcal

WASSER

▢▢▢▢▢▢▢▢

NOTIZEN

BEWERTUNG

☆☆☆☆☆

WOCHE 7

Datum _______________ **Uhrzeit**______ bis______

(Mo)(Di)(Mi)(Do)(Fr)(Sa)(So) Motivation ⬡⬡⬡⬡

KRAFTTRAINING

Übung	Satz 1	Satz 2	Satz 3	Satz 4	Satz 5

AUSDAUERTRAINING

FRÜHSTÜCK

Fett   Eiweiß   Kohlenhydrate   Kcal

MITTAGESSEN

Fett   Eiweiß   Kohlenhydrate   Kcal

ABENDESSEN

Fett   Eiweiß   Kohlenhydrate   Kcal

SNACKS

Fett   Eiweiß   Kohlenhydrate   Kcal

WASSER

NOTIZEN

BEWERTUNG

☆ ☆ ☆ ☆ ☆

WOCHE 7

Datum _________________ **Uhrzeit** _______ bis _______

(Mo) (Di) (Mi) (Do) (Fr) (Sa) (So)   **Motivation** ▭▭▭▭

KRAFTTRAINING

Übung	Satz 1	Satz 2	Satz 3	Satz 4	Satz 5

AUSDAUERTRAINING

FRÜHSTÜCK

Fett   Eiweiß   Kohlenhydrate   Kcal

MITTAGESSEN

Fett   Eiweiß   Kohlenhydrate   Kcal

ABENDESSEN

Fett   Eiweiß   Kohlenhydrate   Kcal

SNACKS

Fett   Eiweiß   Kohlenhydrate   Kcal

WASSER

▯▯▯▯▯▯▯▯▯▯

NOTIZEN

BEWERTUNG

☆☆☆☆☆

WOCHE 7

Datum _________________ **Uhrzeit** _______ bis _______

(Mo) (Di) (Mi) (Do) (Fr) (Sa) (So)   Motivation

KRAFTTRAINING

Übung	Satz 1	Satz 2	Satz 3	Satz 4	Satz 5

AUSDAUERTRAINING

FRÜHSTÜCK

Fett   Eiweiß   Kohlenhydrate   Kcal

MITTAGESSEN

Fett   Eiweiß   Kohlenhydrate   Kcal

ABENDESSEN

Fett   Eiweiß   Kohlenhydrate   Kcal

SNACKS

Fett   Eiweiß   Kohlenhydrate   Kcal

WASSER

NOTIZEN

BEWERTUNG

☆ ☆ ☆ ☆ ☆

WOCHE 7

📅 Datum _________________ 🕐 Uhrzeit______ bis______

(Mo) (Di) (Mi) (Do) (Fr) (Sa) (So)   Motivation

KRAFTTRAINING

Übung	Satz 1	Satz 2	Satz 3	Satz 4	Satz 5

AUSDAUERTRAINING

FRÜHSTÜCK

Fett   Eiweiß   Kohlenhydrate   Kcal

MITTAGESSEN

Fett   Eiweiß   Kohlenhydrate   Kcal

ABENDESSEN

Fett   Eiweiß   Kohlenhydrate   Kcal

SNACKS

Fett   Eiweiß   Kohlenhydrate   Kcal

WASSER

NOTIZEN

BEWERTUNG

☆ ☆ ☆ ☆ ☆

NOTIZEN

WOCHE 8

Datum _________________ Uhrzeit______ bis______

(Mo)(Di)(Mi)(Do)(Fr)(Sa)(So)   Motivation

KRAFTTRAINING

Übung	Satz 1	Satz 2	Satz 3	Satz 4	Satz 5

AUSDAUERTRAINING

FRÜHSTÜCK

Fett   Eiweiß   Kohlenhydrate   Kcal

MITTAGESSEN

Fett   Eiweiß   Kohlenhydrate   Kcal

ABENDESSEN

Fett   Eiweiß   Kohlenhydrate   Kcal

SNACKS

Fett   Eiweiß   Kohlenhydrate   Kcal

WASSER

NOTIZEN

BEWERTUNG

WOCHE 8

Datum _______________ **Uhrzeit** ______ bis ______

(Mo) (Di) (Mi) (Do) (Fr) (Sa) (So)   Motivation

KRAFTTRAINING

Übung	Satz 1	Satz 2	Satz 3	Satz 4	Satz 5

AUSDAUERTRAINING

FRÜHSTÜCK

Fett — Eiweiß — Kohlenhydrate — Kcal

MITTAGESSEN

Fett — Eiweiß — Kohlenhydrate — Kcal

ABENDESSEN

Fett — Eiweiß — Kohlenhydrate — Kcal

SNACKS

Fett — Eiweiß — Kohlenhydrate — Kcal

WASSER

NOTIZEN

BEWERTUNG
☆ ☆ ☆ ☆ ☆

WOCHE 8

Datum _________________ **Uhrzeit** _______ **bis** _______

(Mo) (Di) (Mi) (Do) (Fr) (Sa) (So)   **Motivation** ▭▭▭▭

KRAFTTRAINING

Übung	Satz 1	Satz 2	Satz 3	Satz 4	Satz 5

AUSDAUERTRAINING

FRÜHSTÜCK

Fett   Eiweiß   Kohlenhydrate   Kcal

MITTAGESSEN

Fett   Eiweiß   Kohlenhydrate   Kcal

ABENDESSEN

Fett   Eiweiß   Kohlenhydrate   Kcal

SNACKS

Fett   Eiweiß   Kohlenhydrate   Kcal

WASSER

▯ ▯ ▯ ▯ ▯ ▯ ▯ ▯ ▯ ▯

NOTIZEN

BEWERTUNG

☆ ☆ ☆ ☆ ☆

WOCHE 8

Datum _______________ **Uhrzeit** _______ bis _______

(Mo) (Di) (Mi) (Do) (Fr) (Sa) (So)   Motivation ⬭

KRAFTTRAINING

Übung	Satz 1	Satz 2	Satz 3	Satz 4	Satz 5

AUSDAUERTRAINING

FRÜHSTÜCK

Fett   Eiweiß   Kohlenhydrate   Kcal

MITTAGESSEN

Fett   Eiweiß   Kohlenhydrate   Kcal

ABENDESSEN

Fett   Eiweiß   Kohlenhydrate   Kcal

SNACKS

Fett   Eiweiß   Kohlenhydrate   Kcal

WASSER

NOTIZEN

BEWERTUNG

☆ ☆ ☆ ☆ ☆

WOCHE 8

📅 Datum _________________ 🕐 Uhrzeit _______ bis _______

(Mo) (Di) (Mi) (Do) (Fr) (Sa) (So)   Motivation ⬚⬚⬚⬚

KRAFTTRAINING

Übung	Satz 1	Satz 2	Satz 3	Satz 4	Satz 5

AUSDAUERTRAINING

FRÜHSTÜCK

Fett   Eiweiß   Kohlenhydrate   Kcal

MITTAGESSEN

Fett   Eiweiß   Kohlenhydrate   Kcal

ABENDESSEN

Fett   Eiweiß   Kohlenhydrate   Kcal

SNACKS

Fett   Eiweiß   Kohlenhydrate   Kcal

WASSER

▯ ▯ ▯ ▯ ▯ ▯ ▯ ▯ ▯

NOTIZEN

BEWERTUNG

☆ ☆ ☆ ☆ ☆

WOCHE 8

📅 Datum _________________ 🕐 Uhrzeit______ bis______

(Mo) (Di) (Mi) (Do) (Fr) (Sa) (So)   Motivation ▭▭▭▭

— KRAFTTRAINING —

Übung	Satz 1	Satz 2	Satz 3	Satz 4	Satz 5

— AUSDAUERTRAINING —

— FRÜHSTÜCK —

Fett   Eiweiß   Kohlenhydrate   Kcal

— MITTAGESSEN —

Fett   Eiweiß   Kohlenhydrate   Kcal

— ABENDESSEN —

Fett   Eiweiß   Kohlenhydrate   Kcal

— SNACKS —

Fett   Eiweiß   Kohlenhydrate   Kcal

WASSER

▯ ▯ ▯ ▯ ▯ ▯ ▯ ▯ ▯

— NOTIZEN —

BEWERTUNG

☆ ☆ ☆ ☆ ☆

WOCHE 8

Datum _______________ **Uhrzeit** _______ bis _______

(Mo) (Di) (Mi) (Do) (Fr) (Sa) (So) **Motivation** [| | |]

KRAFTTRAINING

Übung	Satz 1	Satz 2	Satz 3	Satz 4	Satz 5

AUSDAUERTRAINING

FRÜHSTÜCK

Fett　　Eiweiß　　Kohlenhydrate　　Kcal

MITTAGESSEN

Fett　　Eiweiß　　Kohlenhydrate　　Kcal

ABENDESSEN

Fett　　Eiweiß　　Kohlenhydrate　　Kcal

SNACKS

Fett　　Eiweiß　　Kohlenhydrate　　Kcal

WASSER

☐ ☐ ☐ ☐ ☐ ☐ ☐ ☐ ☐

NOTIZEN

BEWERTUNG

☆ ☆ ☆ ☆ ☆

NOTIZEN

WOCHE 9

📅 Datum _________________ 🕐 Uhrzeit________ bis________

(Mo) (Di) (Mi) (Do) (Fr) (Sa) (So) Motivation ▭▭▭▭

KRAFTTRAINING

Übung	Satz 1	Satz 2	Satz 3	Satz 4	Satz 5

AUSDAUERTRAINING

FRÜHSTÜCK

Fett   Eiweiß   Kohlenhydrate   Kcal

MITTAGESSEN

Fett   Eiweiß   Kohlenhydrate   Kcal

ABENDESSEN

Fett   Eiweiß   Kohlenhydrate   Kcal

SNACKS

Fett   Eiweiß   Kohlenhydrate   Kcal

WASSER

NOTIZEN

BEWERTUNG

☆ ☆ ☆ ☆ ☆

WOCHE 9

📅 Datum _________________   🕐 Uhrzeit _______ bis _______

(Mo) (Di) (Mi) (Do) (Fr) (Sa) (So)   Motivation ▭▭▭▭

KRAFTTRAINING

Übung	Satz 1	Satz 2	Satz 3	Satz 4	Satz 5

AUSDAUERTRAINING

FRÜHSTÜCK

Fett   Eiweiß   Kohlenhydrate   Kcal

MITTAGESSEN

Fett   Eiweiß   Kohlenhydrate   Kcal

ABENDESSEN

Fett   Eiweiß   Kohlenhydrate   Kcal

SNACKS

Fett   Eiweiß   Kohlenhydrate   Kcal

WASSER

▽ ▽ ▽ ▽ ▽ ▽ ▽ ▽ ▽

NOTIZEN

BEWERTUNG

☆ ☆ ☆ ☆ ☆

WOCHE 9

📅 Datum _________________ 🕐 Uhrzeit ______ bis ______

(Mo) (Di) (Mi) (Do) (Fr) (Sa) (So)   Motivation ▢▢▢▢

— KRAFTTRAINING —

Übung	Satz 1	Satz 2	Satz 3	Satz 4	Satz 5

— AUSDAUERTRAINING —

— FRÜHSTÜCK —

Fett   Eiweiß   Kohlenhydrate   Kcal

— MITTAGESSEN —

Fett   Eiweiß   Kohlenhydrate   Kcal

— ABENDESSEN —

Fett   Eiweiß   Kohlenhydrate   Kcal

— SNACKS —

Fett   Eiweiß   Kohlenhydrate   Kcal

WASSER

▢▢▢▢▢▢▢▢▢▢

— NOTIZEN —

BEWERTUNG

☆ ☆ ☆ ☆ ☆

WOCHE 9

📅 Datum _______________ 🕐 Uhrzeit _______ bis _______

(Mo) (Di) (Mi) (Do) (Fr) (Sa) (So)   Motivation ⬚⬚⬚⬚

KRAFTTRAINING

Übung	Satz 1	Satz 2	Satz 3	Satz 4	Satz 5

AUSDAUERTRAINING

FRÜHSTÜCK

Fett   Eiweiß   Kohlenhydrate   Kcal

MITTAGESSEN

Fett   Eiweiß   Kohlenhydrate   Kcal

ABENDESSEN

Fett   Eiweiß   Kohlenhydrate   Kcal

SNACKS

Fett   Eiweiß   Kohlenhydrate   Kcal

WASSER

☐ ☐ ☐ ☐ ☐ ☐ ☐ ☐ ☐

NOTIZEN

BEWERTUNG

☆ ☆ ☆ ☆ ☆

WOCHE 9

Datum _______________ **Uhrzeit** _______ **bis** _______

(Mo) (Di) (Mi) (Do) (Fr) (Sa) (So)   Motivation ▢▢▢▢

KRAFTTRAINING

Übung	Satz 1	Satz 2	Satz 3	Satz 4	Satz 5

AUSDAUERTRAINING

FRÜHSTÜCK

Fett   Eiweiß   Kohlenhydrate   Kcal

MITTAGESSEN

Fett   Eiweiß   Kohlenhydrate   Kcal

ABENDESSEN

Fett   Eiweiß   Kohlenhydrate   Kcal

SNACKS

Fett   Eiweiß   Kohlenhydrate   Kcal

WASSER

▢ ▢ ▢ ▢ ▢ ▢ ▢ ▢ ▢

NOTIZEN

BEWERTUNG

☆ ☆ ☆ ☆ ☆

WOCHE 9

Datum _______________ **Uhrzeit** ______ **bis** ______

(Mo)(Di)(Mi)(Do)(Fr)(Sa)(So)   Motivation

KRAFTTRAINING

Übung	Satz 1	Satz 2	Satz 3	Satz 4	Satz 5

AUSDAUERTRAINING

FRÜHSTÜCK

Fett   Eiweiß   Kohlenhydrate   Kcal

MITTAGESSEN

Fett   Eiweiß   Kohlenhydrate   Kcal

ABENDESSEN

Fett   Eiweiß   Kohlenhydrate   Kcal

SNACKS

Fett   Eiweiß   Kohlenhydrate   Kcal

WASSER

NOTIZEN

BEWERTUNG
☆ ☆ ☆ ☆ ☆

WOCHE 9

Datum _______________ **Uhrzeit** ______ bis ______

(Mo) (Di) (Mi) (Do) (Fr) (Sa) (So)   Motivation ▢▢▢▢

KRAFTTRAINING

Übung	Satz 1	Satz 2	Satz 3	Satz 4	Satz 5

AUSDAUERTRAINING

FRÜHSTÜCK

Fett   Eiweiß   Kohlenhydrate   Kcal

MITTAGESSEN

Fett   Eiweiß   Kohlenhydrate   Kcal

ABENDESSEN

Fett   Eiweiß   Kohlenhydrate   Kcal

SNACKS

Fett   Eiweiß   Kohlenhydrate   Kcal

WASSER

▽ ▽ ▽ ▽ ▽ ▽ ▽ ▽ ▽ ▽

NOTIZEN

BEWERTUNG

☆ ☆ ☆ ☆ ☆

NOTIZEN

WOCHE 10

📅 Datum _________________ 🕐 Uhrzeit ________ bis ________

(Mo)(Di)(Mi)(Do)(Fr)(Sa)(So)   Motivation ▭▭▭▭

KRAFTTRAINING

Übung	Satz 1	Satz 2	Satz 3	Satz 4	Satz 5

AUSDAUERTRAINING

FRÜHSTÜCK

Fett   Eiweiß   Kohlenhydrate   Kcal

MITTAGESSEN

Fett   Eiweiß   Kohlenhydrate   Kcal

ABENDESSEN

Fett   Eiweiß   Kohlenhydrate   Kcal

SNACKS

Fett   Eiweiß   Kohlenhydrate   Kcal

WASSER

☐ ☐ ☐ ☐ ☐ ☐ ☐ ☐ ☐

NOTIZEN

BEWERTUNG

☆ ☆ ☆ ☆ ☆

WOCHE 10

Datum _______________ **Uhrzeit** _______ **bis** _______

(Mo) (Di) (Mi) (Do) (Fr) (Sa) (So) **Motivation**

KRAFTTRAINING

Übung	Satz 1	Satz 2	Satz 3	Satz 4	Satz 5

AUSDAUERTRAINING

FRÜHSTÜCK

Fett   Eiweiß   Kohlenhydrate   Kcal

MITTAGESSEN

Fett   Eiweiß   Kohlenhydrate   Kcal

ABENDESSEN

Fett   Eiweiß   Kohlenhydrate   Kcal

SNACKS

Fett   Eiweiß   Kohlenhydrate   Kcal

WASSER

NOTIZEN

BEWERTUNG

WOCHE 10

Datum _________________ **Uhrzeit** _______ bis _______

(Mo) (Di) (Mi) (Do) (Fr) (Sa) (So)   **Motivation** ☐☐☐

KRAFTTRAINING

Übung	Satz 1	Satz 2	Satz 3	Satz 4	Satz 5

AUSDAUERTRAINING

FRÜHSTÜCK

Fett   Eiweiß   Kohlenhydrate   Kcal

MITTAGESSEN

Fett   Eiweiß   Kohlenhydrate   Kcal

ABENDESSEN

Fett   Eiweiß   Kohlenhydrate   Kcal

SNACKS

Fett   Eiweiß   Kohlenhydrate   Kcal

WASSER

☐☐☐☐☐☐☐☐☐

NOTIZEN

BEWERTUNG

☆☆☆☆☆

WOCHE 10

Datum _______________________ **Uhrzeit** _______ bis _______

(Mo) (Di) (Mi) (Do) (Fr) (Sa) (So)   Motivation ⬜⬜⬜⬜

KRAFTTRAINING

Übung	Satz 1	Satz 2	Satz 3	Satz 4	Satz 5

AUSDAUERTRAINING

FRÜHSTÜCK

Fett   Eiweiß   Kohlenhydrate   Kcal

MITTAGESSEN

Fett   Eiweiß   Kohlenhydrate   Kcal

ABENDESSEN

Fett   Eiweiß   Kohlenhydrate   Kcal

SNACKS

Fett   Eiweiß   Kohlenhydrate   Kcal

WASSER

⬜⬜⬜⬜⬜⬜⬜⬜⬜

NOTIZEN

BEWERTUNG

☆☆☆☆☆

WOCHE 10

Datum _________________ 🕐 **Uhrzeit** _______ bis _______

(Mo) (Di) (Mi) (Do) (Fr) (Sa) (So) **Motivation** ▢▢▢▢

KRAFTTRAINING

Übung	Satz 1	Satz 2	Satz 3	Satz 4	Satz 5

AUSDAUERTRAINING

FRÜHSTÜCK

Fett Eiweiß Kohlenhydrate Kcal

MITTAGESSEN

Fett Eiweiß Kohlenhydrate Kcal

ABENDESSEN

Fett Eiweiß Kohlenhydrate Kcal

SNACKS

Fett Eiweiß Kohlenhydrate Kcal

WASSER

▢ ▢ ▢ ▢ ▢ ▢ ▢ ▢ ▢

NOTIZEN

BEWERTUNG

☆ ☆ ☆ ☆ ☆

WOCHE 10

Datum _________________ Uhrzeit _______ bis _______

(Mo)(Di)(Mi)(Do)(Fr)(Sa)(So)   Motivation

KRAFTTRAINING

Übung	Satz 1	Satz 2	Satz 3	Satz 4	Satz 5

AUSDAUERTRAINING

FRÜHSTÜCK

Fett   Eiweiß   Kohlenhydrate   Kcal

MITTAGESSEN

Fett   Eiweiß   Kohlenhydrate   Kcal

ABENDESSEN

Fett   Eiweiß   Kohlenhydrate   Kcal

SNACKS

Fett   Eiweiß   Kohlenhydrate   Kcal

WASSER

NOTIZEN

BEWERTUNG

WOCHE 10

Datum _______________ Uhrzeit _______ bis _______

(Mo) (Di) (Mi) (Do) (Fr) (Sa) (So) Motivation [| | |]

KRAFTTRAINING

Übung	Satz 1	Satz 2	Satz 3	Satz 4	Satz 5

AUSDAUERTRAINING

FRÜHSTÜCK

Fett   Eiweiß   Kohlenhydrate   Kcal

MITTAGESSEN

Fett   Eiweiß   Kohlenhydrate   Kcal

ABENDESSEN

Fett   Eiweiß   Kohlenhydrate   Kcal

SNACKS

Fett   Eiweiß   Kohlenhydrate   Kcal

WASSER

☐ ☐ ☐ ☐ ☐ ☐ ☐ ☐ ☐ ☐

NOTIZEN

BEWERTUNG

☆ ☆ ☆ ☆ ☆

NOTIZEN

WOCHE 11

Datum _______________ Uhrzeit _______ bis _______

(Mo) (Di) (Mi) (Do) (Fr) (Sa) (So)   Motivation ☐☐☐

KRAFTTRAINING

Übung	Satz 1	Satz 2	Satz 3	Satz 4	Satz 5

AUSDAUERTRAINING

FRÜHSTÜCK

Fett   Eiweiß   Kohlenhydrate   Kcal

MITTAGESSEN

Fett   Eiweiß   Kohlenhydrate   Kcal

ABENDESSEN

Fett   Eiweiß   Kohlenhydrate   Kcal

SNACKS

Fett   Eiweiß   Kohlenhydrate   Kcal

WASSER

☐☐☐☐☐☐☐☐☐☐

NOTIZEN

BEWERTUNG

☆☆☆☆☆

WOCHE 11

📅 Datum _____________ 🕐 Uhrzeit______ bis____

(Mo)(Di)(Mi)(Do)(Fr)(Sa)(So)   Motivation ⬡⬡⬡⬡

KRAFTTRAINING

Übung	Satz 1	Satz 2	Satz 3	Satz 4	Satz 5

AUSDAUERTRAINING

FRÜHSTÜCK

Fett   Eiweiß   Kohlenhydrate   Kcal

MITTAGESSEN

Fett   Eiweiß   Kohlenhydrate   Kcal

ABENDESSEN

Fett   Eiweiß   Kohlenhydrate   Kcal

SNACKS

Fett   Eiweiß   Kohlenhydrate   Kcal

WASSER

NOTIZEN

BEWERTUNG
☆☆☆☆☆

WOCHE 11

📅 Datum _______________ 🕐 Uhrzeit _______ bis _______

(Mo) (Di) (Mi) (Do) (Fr) (Sa) (So) Motivation ⬜⬜⬜⬜

KRAFTTRAINING

Übung	Satz 1	Satz 2	Satz 3	Satz 4	Satz 5

AUSDAUERTRAINING

FRÜHSTÜCK

Fett   Eiweiß   Kohlenhydrate   Kcal

MITTAGESSEN

Fett   Eiweiß   Kohlenhydrate   Kcal

ABENDESSEN

Fett   Eiweiß   Kohlenhydrate   Kcal

SNACKS

Fett   Eiweiß   Kohlenhydrate   Kcal

WASSER

NOTIZEN

BEWERTUNG

☆☆☆☆☆

WOCHE 11

Datum ________________ Uhrzeit ________ bis ________

(Mo) (Di) (Mi) (Do) (Fr) (Sa) (So)   Motivation ▭▭▭

KRAFTTRAINING

Übung	Satz 1	Satz 2	Satz 3	Satz 4	Satz 5

AUSDAUERTRAINING

FRÜHSTÜCK

Fett   Eiweiß   Kohlenhydrate   Kcal

MITTAGESSEN

Fett   Eiweiß   Kohlenhydrate   Kcal

ABENDESSEN

Fett   Eiweiß   Kohlenhydrate   Kcal

SNACKS

Fett   Eiweiß   Kohlenhydrate   Kcal

WASSER

NOTIZEN

BEWERTUNG

☆ ☆ ☆ ☆ ☆

WOCHE 11

Datum _________________ **Uhrzeit** _______ **bis** _______

(Mo) (Di) (Mi) (Do) (Fr) (Sa) (So)   **Motivation** [| | |]

KRAFTTRAINING

Übung	Satz 1	Satz 2	Satz 3	Satz 4	Satz 5

AUSDAUERTRAINING

FRÜHSTÜCK

Fett　　Eiweiß　　Kohlenhydrate　　Kcal

MITTAGESSEN

Fett　　Eiweiß　　Kohlenhydrate　　Kcal

ABENDESSEN

Fett　　Eiweiß　　Kohlenhydrate　　Kcal

SNACKS

Fett　　Eiweiß　　Kohlenhydrate　　Kcal

WASSER

NOTIZEN

BEWERTUNG

WOCHE 11

📅 Datum _______________ 🕐 Uhrzeit______ bis______

(Mo) (Di) (Mi) (Do) (Fr) (Sa) (So)   Motivation [| | |]

KRAFTTRAINING

Übung	Satz 1	Satz 2	Satz 3	Satz 4	Satz 5

AUSDAUERTRAINING

FRÜHSTÜCK

Fett   Eiweiß   Kohlenhydrate   Kcal

MITTAGESSEN

Fett   Eiweiß   Kohlenhydrate   Kcal

ABENDESSEN

Fett   Eiweiß   Kohlenhydrate   Kcal

SNACKS

Fett   Eiweiß   Kohlenhydrate   Kcal

WASSER

NOTIZEN

BEWERTUNG

☆ ☆ ☆ ☆ ☆

WOCHE 11

📅 Datum _________________ 🕐 Uhrzeit _______ bis _______

(Mo)(Di)(Mi)(Do)(Fr)(Sa)(So) Motivation ☐☐☐☐

KRAFTTRAINING

Übung	Satz 1	Satz 2	Satz 3	Satz 4	Satz 5

AUSDAUERTRAINING

FRÜHSTÜCK

Fett   Eiweiß   Kohlenhydrate   Kcal

MITTAGESSEN

Fett   Eiweiß   Kohlenhydrate   Kcal

ABENDESSEN

Fett   Eiweiß   Kohlenhydrate   Kcal

SNACKS

Fett   Eiweiß   Kohlenhydrate   Kcal

WASSER

☐☐☐☐☐☐☐☐☐

NOTIZEN

BEWERTUNG

☆☆☆☆☆

NOTIZEN

WOCHE 12

📅 Datum _________________ 🕐 Uhrzeit _______ bis _______

(Mo) (Di) (Mi) (Do) (Fr) (Sa) (So)   Motivation ▭▭▭▭

KRAFTTRAINING

Übung	Satz 1	Satz 2	Satz 3	Satz 4	Satz 5

AUSDAUERTRAINING

FRÜHSTÜCK

Fett   Eiweiß   Kohlenhydrate   Kcal

MITTAGESSEN

Fett   Eiweiß   Kohlenhydrate   Kcal

ABENDESSEN

Fett   Eiweiß   Kohlenhydrate   Kcal

SNACKS

Fett   Eiweiß   Kohlenhydrate   Kcal

WASSER

NOTIZEN

BEWERTUNG

☆ ☆ ☆ ☆ ☆

WOCHE 12

📅 Datum _________________ 🕐 Uhrzeit _______ bis _______

(Mo) (Di) (Mi) (Do) (Fr) (Sa) (So)   Motivation ▭▭▭▭

KRAFTTRAINING

Übung	Satz 1	Satz 2	Satz 3	Satz 4	Satz 5

AUSDAUERTRAINING

FRÜHSTÜCK

Fett   Eiweiß   Kohlenhydrate   Kcal

MITTAGESSEN

Fett   Eiweiß   Kohlenhydrate   Kcal

ABENDESSEN

Fett   Eiweiß   Kohlenhydrate   Kcal

SNACKS

Fett   Eiweiß   Kohlenhydrate   Kcal

WASSER

▯ ▯ ▯ ▯ ▯ ▯ ▯ ▯ ▯ ▯

NOTIZEN

BEWERTUNG

☆ ☆ ☆ ☆ ☆

WOCHE 12

📅 Datum ________________________ 🕐 Uhrzeit ________ bis ________

(Mo) (Di) (Mi) (Do) (Fr) (Sa) (So)   Motivation ▭▭▭▭

KRAFTTRAINING

Übung	Satz 1	Satz 2	Satz 3	Satz 4	Satz 5

AUSDAUERTRAINING

FRÜHSTÜCK

Fett   Eiweiß   Kohlenhydrate   Kcal

MITTAGESSEN

Fett   Eiweiß   Kohlenhydrate   Kcal

ABENDESSEN

Fett   Eiweiß   Kohlenhydrate   Kcal

SNACKS

Fett   Eiweiß   Kohlenhydrate   Kcal

WASSER

▯▯▯▯▯▯▯▯▯

NOTIZEN

BEWERTUNG

☆☆☆☆☆

WOCHE 12

Datum __________________ **Uhrzeit** _______ **bis** _______

(Mo)(Di)(Mi)(Do)(Fr)(Sa)(So)   Motivation ⊏▭▭▭▭⊐

KRAFTTRAINING

Übung	Satz 1	Satz 2	Satz 3	Satz 4	Satz 5

AUSDAUERTRAINING

FRÜHSTÜCK

Fett Eiweiß Kohlenhydrate Kcal

MITTAGESSEN

Fett Eiweiß Kohlenhydrate Kcal

ABENDESSEN

Fett Eiweiß Kohlenhydrate Kcal

SNACKS

Fett Eiweiß Kohlenhydrate Kcal

WASSER

☐ ☐ ☐ ☐ ☐ ☐ ☐ ☐ ☐

NOTIZEN

BEWERTUNG

☆ ☆ ☆ ☆ ☆

WOCHE 12

📅 **Datum** _______________ 🕐 **Uhrzeit** _______ bis _______

(Mo)(Di)(Mi)(Do)(Fr)(Sa)(So)   **Motivation** ▭▭▭▭

┌ KRAFTTRAINING ─

Übung	Satz 1	Satz 2	Satz 3	Satz 4	Satz 5
....	....	....	....	....	....
....	....	....	....	....	....
....	....	....	....	....	....
....	....	....	....	....	....
....	....	....	....	....	....
....	....	....	....	....	....
....	....	....	....	....	....
....	....	....	....	....	....
....	....	....	....	....	....

┌ AUSDAUERTRAINING ─

┌ FRÜHSTÜCK ─

Fett   Eiweiß   Kohlenhydrate   Kcal

┌ MITTAGESSEN ─

Fett   Eiweiß   Kohlenhydrate   Kcal

┌ ABENDESSEN ─

Fett   Eiweiß   Kohlenhydrate   Kcal

┌ SNACKS ─

Fett   Eiweiß   Kohlenhydrate   Kcal

WASSER

▯▯▯▯▯▯▯▯▯

┌ NOTIZEN ─

BEWERTUNG

☆☆☆☆☆

WOCHE 2

Datum _______________ **Uhrzeit** _______ bis _______

(Mo) (Di) (Mi) (Do) (Fr) (Sa) (So)   Motivation ▭▭▭▭

KRAFTTRAINING

Übung	Satz 1	Satz 2	Satz 3	Satz 4	Satz 5

AUSDAUERTRAINING

FRÜHSTÜCK

Fett   Eiweiß   Kohlenhydrate   Kcal

MITTAGESSEN

Fett   Eiweiß   Kohlenhydrate   Kcal

ABENDESSEN

Fett   Eiweiß   Kohlenhydrate   Kcal

SNACKS

Fett   Eiweiß   Kohlenhydrate   Kcal

WASSER

☐ ☐ ☐ ☐ ☐ ☐ ☐ ☐

NOTIZEN

BEWERTUNG

☆ ☆ ☆ ☆ ☆

WOCHE 2

📅 Datum _________________ 🕐 Uhrzeit _______ bis _______

(Mo) (Di) (Mi) (Do) (Fr) (Sa) (So)   Motivation ⬭⬚⬚⬚

KRAFTTRAINING

Übung	Satz 1	Satz 2	Satz 3	Satz 4	Satz 5
....	....	....	....	....	....
....	....	....	....	....	....
....	....	....	....	....	....
....	....	....	....	....	....
....	....	....	....	....	....
....	....	....	....	....	....
....	....	....	....	....	....
....	....	....	....	....	....
....	....	....	....	....	....
....	....	....	....	....	....

AUSDAUERTRAINING

FRÜHSTÜCK

Fett   Eiweiß   Kohlenhydrate   Kcal

MITTAGESSEN

Fett   Eiweiß   Kohlenhydrate   Kcal

ABENDESSEN

Fett   Eiweiß   Kohlenhydrate   Kcal

SNACKS

Fett   Eiweiß   Kohlenhydrate   Kcal

WASSER

▯ ▯ ▯ ▯ ▯ ▯ ▯ ▯ ▯

NOTIZEN

BEWERTUNG

☆ ☆ ☆ ☆ ☆

NOTIZEN

WOCHE 3

Datum _________________ **Uhrzeit**______ **bis**______

(Mo)(Di)(Mi)(Do)(Fr)(Sa)(So)   **Motivation**

KRAFTTRAINING

Übung	Satz 1	Satz 2	Satz 3	Satz 4	Satz 5

AUSDAUERTRAINING

FRÜHSTÜCK

Fett   Eiweiß   Kohlenhydrate   Kcal

MITTAGESSEN

Fett   Eiweiß   Kohlenhydrate   Kcal

ABENDESSEN

Fett   Eiweiß   Kohlenhydrate   Kcal

SNACKS

Fett   Eiweiß   Kohlenhydrate   Kcal

WASSER

NOTIZEN

BEWERTUNG

☆ ☆ ☆ ☆ ☆

WOCHE 3

📅 Datum _________________ 🕐 Uhrzeit _______ bis _______

(Mo) (Di) (Mi) (Do) (Fr) (Sa) (So)   Motivation ⬭⬭⬭⬭

┌─ KRAFTTRAINING ─

Übung	Satz 1	Satz 2	Satz 3	Satz 4	Satz 5
....	....	....	....	....	....
....	....	....	....	....	....
....	....	....	....	....	....
....	....	....	....	....	....
....	....	....	....	....	....
....	....	....	....	....	....
....	....	....	....	....	....
....	....	....	....	....	....
....	....	....	....	....	....
....	....	....	....	....	....

┌─ AUSDAUERTRAINING ─

┌─ FRÜHSTÜCK ─

Fett   Eiweiß   Kohlenhydrate   Kcal

┌─ MITTAGESSEN ─

Fett   Eiweiß   Kohlenhydrate   Kcal

┌─ ABENDESSEN ─

Fett   Eiweiß   Kohlenhydrate   Kcal

┌─ SNACKS ─

Fett   Eiweiß   Kohlenhydrate   Kcal

WASSER

▢ ▢ ▢ ▢ ▢ ▢ ▢ ▢ ▢

┌─ NOTIZEN ─

BEWERTUNG

☆ ☆ ☆ ☆ ☆

WOCHE 3

📅 Datum _________________ 🕐 Uhrzeit________ bis________

(Mo) (Di) (Mi) (Do) (Fr) (Sa) (So) Motivation [| | |]

KRAFTTRAINING

Übung	Satz 1	Satz 2	Satz 3	Satz 4	Satz 5

AUSDAUERTRAINING

FRÜHSTÜCK

Fett　　Eiweiß　　Kohlenhydrate　　Kcal

MITTAGESSEN

Fett　　Eiweiß　　Kohlenhydrate　　Kcal

ABENDESSEN

Fett　　Eiweiß　　Kohlenhydrate　　Kcal

SNACKS

Fett　　Eiweiß　　Kohlenhydrate　　Kcal

WASSER

NOTIZEN

BEWERTUNG

☆☆☆☆☆

WOCHE 3

📅 Datum _________________ 🕐 Uhrzeit _______ bis _______

(Mo) (Di) (Mi) (Do) (Fr) (Sa) (So)   Motivation ⬚⬚⬚⬚

KRAFTTRAINING

Übung	Satz 1	Satz 2	Satz 3	Satz 4	Satz 5

AUSDAUERTRAINING

FRÜHSTÜCK

Fett　　Eiweiß　　Kohlenhydrate　　Kcal

MITTAGESSEN

Fett　　Eiweiß　　Kohlenhydrate　　Kcal

ABENDESSEN

Fett　　Eiweiß　　Kohlenhydrate　　Kcal

SNACKS

Fett　　Eiweiß　　Kohlenhydrate　　Kcal

WASSER

⬚ ⬚ ⬚ ⬚ ⬚ ⬚ ⬚ ⬚ ⬚ ⬚

NOTIZEN

BEWERTUNG

☆ ☆ ☆ ☆ ☆

WOCHE 3

📅 **Datum** _________________   🕐 **Uhrzeit** _______ bis _______

(Mo) (Di) (Mi) (Do) (Fr) (Sa) (So)   **Motivation** ▭▭▭

KRAFTTRAINING

Übung	Satz 1	Satz 2	Satz 3	Satz 4	Satz 5

AUSDAUERTRAINING

FRÜHSTÜCK

Fett   Eiweiß   Kohlenhydrate   Kcal

MITTAGESSEN

Fett   Eiweiß   Kohlenhydrate   Kcal

ABENDESSEN

Fett   Eiweiß   Kohlenhydrate   Kcal

SNACKS

Fett   Eiweiß   Kohlenhydrate   Kcal

WASSER

▯ ▯ ▯ ▯ ▯ ▯ ▯ ▯ ▯

NOTIZEN

BEWERTUNG

☆ ☆ ☆ ☆ ☆

WOCHE 3

Datum _______________ **Uhrzeit** _______ **bis** _______

(Mo) (Di) (Mi) (Do) (Fr) (Sa) (So)

Motivation

KRAFTTRAINING

Übung	Satz 1	Satz 2	Satz 3	Satz 4	Satz 5

AUSDAUERTRAINING

FRÜHSTÜCK

Fett   Eiweiß   Kohlenhydrate   Kcal

MITTAGESSEN

Fett   Eiweiß   Kohlenhydrate   Kcal

ABENDESSEN

Fett   Eiweiß   Kohlenhydrate   Kcal

SNACKS

Fett   Eiweiß   Kohlenhydrate   Kcal

WASSER

NOTIZEN

BEWERTUNG

WOCHE 3

📅 Datum _________________ **🕐 Uhrzeit** _______ bis _______

(Mo) (Di) (Mi) (Do) (Fr) (Sa) (So)   Motivation ▭▭▭▭

KRAFTTRAINING

Übung	Satz 1	Satz 2	Satz 3	Satz 4	Satz 5
....	....	....	....	....	....
....	....	....	....	....	....
....	....	....	....	....	....
....	....	....	....	....	....
....	....	....	....	....	....
....	....	....	....	....	....
....	....	....	....	....	....
....	....	....	....	....	....
....	....	....	....	....	....
....	....	....	....	....	....

AUSDAUERTRAINING

FRÜHSTÜCK

Fett　　Eiweiß　　Kohlenhydrate　　Kcal

MITTAGESSEN

Fett　　Eiweiß　　Kohlenhydrate　　Kcal

ABENDESSEN

Fett　　Eiweiß　　Kohlenhydrate　　Kcal

SNACKS

Fett　　Eiweiß　　Kohlenhydrate　　Kcal

WASSER

▯ ▯ ▯ ▯ ▯ ▯ ▯ ▯ ▯

NOTIZEN

BEWERTUNG

☆ ☆ ☆ ☆ ☆

NOTIZEN

WOCHE 4

📅 Datum _________________ 🕐 Uhrzeit _______ bis _______

(Mo) (Di) (Mi) (Do) (Fr) (Sa) (So)　　Motivation [| | |]

KRAFTTRAINING

Übung	Satz 1	Satz 2	Satz 3	Satz 4	Satz 5

AUSDAUERTRAINING

FRÜHSTÜCK

Fett　　Eiweiß　　Kohlenhydrate　　Kcal

MITTAGESSEN

Fett　　Eiweiß　　Kohlenhydrate　　Kcal

ABENDESSEN

Fett　　Eiweiß　　Kohlenhydrate　　Kcal

SNACKS

Fett　　Eiweiß　　Kohlenhydrate　　Kcal

WASSER

☐ ☐ ☐ ☐ ☐ ☐ ☐ ☐ ☐

NOTIZEN

BEWERTUNG

☆ ☆ ☆ ☆ ☆

WOCHE 4

📅 Datum _______________ 🕐 Uhrzeit ______ bis ______

(Mo) (Di) (Mi) (Do) (Fr) (Sa) (So)   Motivation ⬚⬚⬚⬚

KRAFTTRAINING

Übung	Satz 1	Satz 2	Satz 3	Satz 4	Satz 5

AUSDAUERTRAINING

FRÜHSTÜCK

Fett   Eiweiß   Kohlenhydrate   Kcal

MITTAGESSEN

Fett   Eiweiß   Kohlenhydrate   Kcal

ABENDESSEN

Fett   Eiweiß   Kohlenhydrate   Kcal

SNACKS

Fett   Eiweiß   Kohlenhydrate   Kcal

WASSER

▢ ▢ ▢ ▢ ▢ ▢ ▢ ▢ ▢ ▢

NOTIZEN

BEWERTUNG

☆ ☆ ☆ ☆ ☆

WOCHE 4

Datum _________________ **Uhrzeit** _______ bis _______

(Mo) (Di) (Mi) (Do) (Fr) (Sa) (So) **Motivation**

KRAFTTRAINING

Übung	Satz 1	Satz 2	Satz 3	Satz 4	Satz 5

AUSDAUERTRAINING

FRÜHSTÜCK

Fett   Eiweiß   Kohlenhydrate   Kcal

MITTAGESSEN

Fett   Eiweiß   Kohlenhydrate   Kcal

ABENDESSEN

Fett   Eiweiß   Kohlenhydrate   Kcal

SNACKS

Fett   Eiweiß   Kohlenhydrate   Kcal

WASSER

NOTIZEN

BEWERTUNG

☆ ☆ ☆ ☆ ☆

WOCHE 4

Datum _______________ **Uhrzeit** _______ bis _______

(Mo) (Di) (Mi) (Do) (Fr) (Sa) (So)   Motivation ▭▭▭▭

KRAFTTRAINING

Übung	Satz 1	Satz 2	Satz 3	Satz 4	Satz 5

AUSDAUERTRAINING

FRÜHSTÜCK

Fett   Eiweiß   Kohlenhydrate   Kcal

MITTAGESSEN

Fett   Eiweiß   Kohlenhydrate   Kcal

ABENDESSEN

Fett   Eiweiß   Kohlenhydrate   Kcal

SNACKS

Fett   Eiweiß   Kohlenhydrate   Kcal

WASSER

▭ ▭ ▭ ▭ ▭ ▭ ▭ ▭ ▭

NOTIZEN

BEWERTUNG

☆ ☆ ☆ ☆ ☆

WOCHE 4

Datum _____________ **Uhrzeit** _______ bis _______

(Mo) (Di) (Mi) (Do) (Fr) (Sa) (So)   **Motivation** ▢▢▢▢

KRAFTTRAINING

Übung	Satz 1	Satz 2	Satz 3	Satz 4	Satz 5

AUSDAUERTRAINING

FRÜHSTÜCK

Fett   Eiweiß   Kohlenhydrate   Kcal

MITTAGESSEN

Fett   Eiweiß   Kohlenhydrate   Kcal

ABENDESSEN

Fett   Eiweiß   Kohlenhydrate   Kcal

SNACKS

Fett   Eiweiß   Kohlenhydrate   Kcal

WASSER

▢ ▢ ▢ ▢ ▢ ▢ ▢ ▢ ▢

NOTIZEN

BEWERTUNG

☆ ☆ ☆ ☆ ☆

WOCHE 4

Datum _________________ **Uhrzeit** _______ **bis** _______

(Mo) (Di) (Mi) (Do) (Fr) (Sa) (So)   Motivation

KRAFTTRAINING

Übung	Satz 1	Satz 2	Satz 3	Satz 4	Satz 5

AUSDAUERTRAINING

FRÜHSTÜCK

Fett   Eiweiß   Kohlenhydrate   Kcal

MITTAGESSEN

Fett   Eiweiß   Kohlenhydrate   Kcal

ABENDESSEN

Fett   Eiweiß   Kohlenhydrate   Kcal

SNACKS

Fett   Eiweiß   Kohlenhydrate   Kcal

WASSER

NOTIZEN

BEWERTUNG

☆ ☆ ☆ ☆ ☆

WOCHE 4

📅 Datum _________________ 🕐 Uhrzeit_______ bis_______

(Mo) (Di) (Mi) (Do) (Fr) (Sa) (So)   Motivation [| | |]

KRAFTTRAINING

Übung	Satz 1	Satz 2	Satz 3	Satz 4	Satz 5

AUSDAUERTRAINING

FRÜHSTÜCK

Fett   Eiweiß   Kohlenhydrate   Kcal

MITTAGESSEN

Fett   Eiweiß   Kohlenhydrate   Kcal

ABENDESSEN

Fett   Eiweiß   Kohlenhydrate   Kcal

SNACKS

Fett   Eiweiß   Kohlenhydrate   Kcal

WASSER

NOTIZEN

BEWERTUNG

☆☆☆☆☆

NOTIZEN

WOCHE 5

Datum _______________ **Uhrzeit** _______ **bis** _______

(Mo)(Di)(Mi)(Do)(Fr)(Sa)(So)   Motivation

KRAFTTRAINING

Übung	Satz 1	Satz 2	Satz 3	Satz 4	Satz 5

AUSDAUERTRAINING

FRÜHSTÜCK

Fett   Eiweiß   Kohlenhydrate   Kcal

MITTAGESSEN

Fett   Eiweiß   Kohlenhydrate   Kcal

ABENDESSEN

Fett   Eiweiß   Kohlenhydrate   Kcal

SNACKS

Fett   Eiweiß   Kohlenhydrate   Kcal

WASSER

NOTIZEN

BEWERTUNG
☆ ☆ ☆ ☆ ☆

WOCHE 5

📅 Datum ________________ 🕐 Uhrzeit_______ bis______

(Mo) (Di) (Mi) (Do) (Fr) (Sa) (So)   Motivation ⬭

KRAFTTRAINING

Übung	Satz 1	Satz 2	Satz 3	Satz 4	Satz 5

AUSDAUERTRAINING

FRÜHSTÜCK

Fett | Eiweiß | Kohlenhydrate | Kcal

MITTAGESSEN

Fett | Eiweiß | Kohlenhydrate | Kcal

ABENDESSEN

Fett | Eiweiß | Kohlenhydrate | Kcal

SNACKS

Fett | Eiweiß | Kohlenhydrate | Kcal

WASSER

☐ ☐ ☐ ☐ ☐ ☐ ☐ ☐ ☐

NOTIZEN

BEWERTUNG

☆ ☆ ☆ ☆ ☆

WOCHE 5

Datum _____________ **Uhrzeit** _______ **bis** _______

(Mo)(Di)(Mi)(Do)(Fr)(Sa)(So)   Motivation

KRAFTTRAINING

Übung	Satz 1	Satz 2	Satz 3	Satz 4	Satz 5

AUSDAUERTRAINING

FRÜHSTÜCK

Fett | Eiweiß | Kohlenhydrate | Kcal

MITTAGESSEN

Fett | Eiweiß | Kohlenhydrate | Kcal

ABENDESSEN

Fett | Eiweiß | Kohlenhydrate | Kcal

SNACKS

Fett | Eiweiß | Kohlenhydrate | Kcal

WASSER

NOTIZEN

BEWERTUNG

WOCHE 5

Datum _________________ **Uhrzeit** _______ bis _______

(Mo) (Di) (Mi) (Do) (Fr) (Sa) (So)   **Motivation** ▭▭▭▭

KRAFTTRAINING

Übung	Satz 1	Satz 2	Satz 3	Satz 4	Satz 5

AUSDAUERTRAINING

FRÜHSTÜCK

Fett   Eiweiß   Kohlenhydrate   Kcal

MITTAGESSEN

Fett   Eiweiß   Kohlenhydrate   Kcal

ABENDESSEN

Fett   Eiweiß   Kohlenhydrate   Kcal

SNACKS

Fett   Eiweiß   Kohlenhydrate   Kcal

WASSER

NOTIZEN

BEWERTUNG

☆ ☆ ☆ ☆ ☆

WOCHE 5

Datum ______________   **Uhrzeit** ______ bis ______

(Mo) (Di) (Mi) (Do) (Fr) (Sa) (So)   Motivation

KRAFTTRAINING

Übung	Satz 1	Satz 2	Satz 3	Satz 4	Satz 5

AUSDAUERTRAINING

FRÜHSTÜCK

Fett   Eiweiß   Kohlenhydrate   Kcal

MITTAGESSEN

Fett   Eiweiß   Kohlenhydrate   Kcal

ABENDESSEN

Fett   Eiweiß   Kohlenhydrate   Kcal

SNACKS

Fett   Eiweiß   Kohlenhydrate   Kcal

WASSER

NOTIZEN

BEWERTUNG

☆ ☆ ☆ ☆ ☆

WOCHE 5

Datum _______________ **Uhrzeit** _______ bis _______

(Mo) (Di) (Mi) (Do) (Fr) (Sa) (So) **Motivation**

KRAFTTRAINING

Übung	Satz 1	Satz 2	Satz 3	Satz 4	Satz 5

AUSDAUERTRAINING

FRÜHSTÜCK

Fett   Eiweiß   Kohlenhydrate   Kcal

MITTAGESSEN

Fett   Eiweiß   Kohlenhydrate   Kcal

ABENDESSEN

Fett   Eiweiß   Kohlenhydrate   Kcal

SNACKS

Fett   Eiweiß   Kohlenhydrate   Kcal

WASSER

NOTIZEN

BEWERTUNG

☆ ☆ ☆ ☆ ☆

WOCHE 5

Datum _________________ **Uhrzeit** ______ **bis** ______

(Mo) (Di) (Mi) (Do) (Fr) (Sa) (So)   **Motivation**

KRAFTTRAINING

Übung	Satz 1	Satz 2	Satz 3	Satz 4	Satz 5

AUSDAUERTRAINING

FRÜHSTÜCK

Fett | Eiweiß | Kohlenhydrate | Kcal

MITTAGESSEN

Fett | Eiweiß | Kohlenhydrate | Kcal

ABENDESSEN

Fett | Eiweiß | Kohlenhydrate | Kcal

SNACKS

Fett | Eiweiß | Kohlenhydrate | Kcal

WASSER

NOTIZEN

BEWERTUNG

☆☆☆☆☆

NOTIZEN

WOCHE 6

📅 Datum _________________ 🕐 Uhrzeit _______ bis _______

(Mo) (Di) (Mi) (Do) (Fr) (Sa) (So)   Motivation ⬚⬚⬚

┌ KRAFTTRAINING ┐

Übung	Satz 1	Satz 2	Satz 3	Satz 4	Satz 5

┌ AUSDAUERTRAINING ┐

┌ FRÜHSTÜCK ┐

Fett   Eiweiß   Kohlenhydrate   Kcal

┌ MITTAGESSEN ┐

Fett   Eiweiß   Kohlenhydrate   Kcal

┌ ABENDESSEN ┐

Fett   Eiweiß   Kohlenhydrate   Kcal

┌ SNACKS ┐

Fett   Eiweiß   Kohlenhydrate   Kcal

WASSER

▽ ▽ ▽ ▽ ▽ ▽ ▽ ▽

┌ NOTIZEN ┐

BEWERTUNG

☆ ☆ ☆ ☆ ☆

WOCHE 6

Datum _______________ **Uhrzeit** _______ **bis** _______

(Mo) (Di) (Mi) (Do) (Fr) (Sa) (So) **Motivation** [| |]

KRAFTTRAINING

Übung	Satz 1	Satz 2	Satz 3	Satz 4	Satz 5

AUSDAUERTRAINING

FRÜHSTÜCK

Fett　　　Eiweiß　　　Kohlenhydrate　　　Kcal

MITTAGESSEN

Fett　　　Eiweiß　　　Kohlenhydrate　　　Kcal

ABENDESSEN

Fett　　　Eiweiß　　　Kohlenhydrate　　　Kcal

SNACKS

Fett　　　Eiweiß　　　Kohlenhydrate　　　Kcal

WASSER

NOTIZEN

BEWERTUNG

☆ ☆ ☆ ☆ ☆

WOCHE 6

Datum _______________ **Uhrzeit** _______ bis _______

(Mo) (Di) (Mi) (Do) (Fr) (Sa) (So) **Motivation** [| | |]

KRAFTTRAINING

Übung	Satz 1	Satz 2	Satz 3	Satz 4	Satz 5

AUSDAUERTRAINING

FRÜHSTÜCK

Fett   Eiweiß   Kohlenhydrate   Kcal

MITTAGESSEN

Fett   Eiweiß   Kohlenhydrate   Kcal

ABENDESSEN

Fett   Eiweiß   Kohlenhydrate   Kcal

SNACKS

Fett   Eiweiß   Kohlenhydrate   Kcal

WASSER

☐ ☐ ☐ ☐ ☐ ☐ ☐ ☐ ☐

NOTIZEN

BEWERTUNG

☆ ☆ ☆ ☆ ☆

WOCHE 6

📅 Datum _______________ 🕐 Uhrzeit ______ bis ______

(Mo) (Di) (Mi) (Do) (Fr) (Sa) (So)   Motivation ☐☐☐☐

KRAFTTRAINING

Übung	Satz 1	Satz 2	Satz 3	Satz 4	Satz 5

AUSDAUERTRAINING

FRÜHSTÜCK

Fett   Eiweiß   Kohlenhydrate   Kcal

MITTAGESSEN

Fett   Eiweiß   Kohlenhydrate   Kcal

ABENDESSEN

Fett   Eiweiß   Kohlenhydrate   Kcal

SNACKS

Fett   Eiweiß   Kohlenhydrate   Kcal

WASSER

☐ ☐ ☐ ☐ ☐ ☐ ☐ ☐ ☐

NOTIZEN

BEWERTUNG

☆ ☆ ☆ ☆ ☆

WOCHE 6

Datum _______________ **Uhrzeit** _______ bis _______

(Mo) (Di) (Mi) (Do) (Fr) (Sa) (So)   **Motivation** [| | |]

KRAFTTRAINING

Übung	Satz 1	Satz 2	Satz 3	Satz 4	Satz 5

AUSDAUERTRAINING

FRÜHSTÜCK

Fett   Eiweiß   Kohlenhydrate   Kcal

MITTAGESSEN

Fett   Eiweiß   Kohlenhydrate   Kcal

ABENDESSEN

Fett   Eiweiß   Kohlenhydrate   Kcal

SNACKS

Fett   Eiweiß   Kohlenhydrate   Kcal

WASSER

NOTIZEN

BEWERTUNG

☆ ☆ ☆ ☆ ☆

WOCHE 6

Datum _________________ Uhrzeit______ bis______

(Mo)(Di)(Mi)(Do)(Fr)(Sa)(So)   Motivation

KRAFTTRAINING

Übung	Satz 1	Satz 2	Satz 3	Satz 4	Satz 5

AUSDAUERTRAINING

FRÜHSTÜCK

Fett   Eiweiß   Kohlenhydrate   Kcal

MITTAGESSEN

Fett   Eiweiß   Kohlenhydrate   Kcal

ABENDESSEN

Fett   Eiweiß   Kohlenhydrate   Kcal

SNACKS

Fett   Eiweiß   Kohlenhydrate   Kcal

WASSER

NOTIZEN

BEWERTUNG

WOCHE 6

📅 Datum _________________ 🕐 Uhrzeit _______ bis _______

(Mo) (Di) (Mi) (Do) (Fr) (Sa) (So) Motivation ⬚⬚⬚

KRAFTTRAINING

Übung	Satz 1	Satz 2	Satz 3	Satz 4	Satz 5
....	....	....	....	....	....
....	....	....	....	....	....
....	....	....	....	....	....
....	....	....	....	....	....
....	....	....	....	....	....
....	....	....	....	....	....
....	....	....	....	....	....
....	....	....	....	....	....
....	....	....	....	....	....

AUSDAUERTRAINING

FRÜHSTÜCK

Fett   Eiweiß   Kohlenhydrate   Kcal

MITTAGESSEN

Fett   Eiweiß   Kohlenhydrate   Kcal

ABENDESSEN

Fett   Eiweiß   Kohlenhydrate   Kcal

SNACKS

Fett   Eiweiß   Kohlenhydrate   Kcal

WASSER

⬚ ⬚ ⬚ ⬚ ⬚ ⬚ ⬚ ⬚ ⬚

NOTIZEN

BEWERTUNG

☆ ☆ ☆ ☆ ☆

NOTIZEN

WOCHE 7

📅 Datum _________________ 🕐 Uhrzeit_______ bis_______

(Mo)(Di)(Mi)(Do)(Fr)(Sa)(So)   Motivation ▢▢▢▢

KRAFTTRAINING

Übung	Satz 1	Satz 2	Satz 3	Satz 4	Satz 5

AUSDAUERTRAINING

FRÜHSTÜCK

Fett   Eiweiß   Kohlenhydrate   Kcal

MITTAGESSEN

Fett   Eiweiß   Kohlenhydrate   Kcal

ABENDESSEN

Fett   Eiweiß   Kohlenhydrate   Kcal

SNACKS

Fett   Eiweiß   Kohlenhydrate   Kcal

WASSER

▢ ▢ ▢ ▢ ▢ ▢ ▢ ▢ ▢

NOTIZEN

BEWERTUNG

☆ ☆ ☆ ☆ ☆

WOCHE 7

Datum ________________ **Uhrzeit** _______ **bis** _______

(Mo)(Di)(Mi)(Do)(Fr)(Sa)(So)   **Motivation** ⊂▭▭▭▭⊃

KRAFTTRAINING

Übung	Satz 1	Satz 2	Satz 3	Satz 4	Satz 5

AUSDAUERTRAINING

FRÜHSTÜCK

Fett   Eiweiß   Kohlenhydrate   Kcal

MITTAGESSEN

Fett   Eiweiß   Kohlenhydrate   Kcal

ABENDESSEN

Fett   Eiweiß   Kohlenhydrate   Kcal

SNACKS

Fett   Eiweiß   Kohlenhydrate   Kcal

WASSER

▯ ▯ ▯ ▯ ▯ ▯ ▯ ▯ ▯

NOTIZEN

BEWERTUNG

☆ ☆ ☆ ☆ ☆

WOCHE 7

📅 Datum _________________ 🕐 Uhrzeit _______ bis _______

(Mo) (Di) (Mi) (Do) (Fr) (Sa) (So) Motivation [| | |]

KRAFTTRAINING

Übung	Satz 1	Satz 2	Satz 3	Satz 4	Satz 5

AUSDAUERTRAINING

FRÜHSTÜCK

Fett   Eiweiß   Kohlenhydrate   Kcal

MITTAGESSEN

Fett   Eiweiß   Kohlenhydrate   Kcal

ABENDESSEN

Fett   Eiweiß   Kohlenhydrate   Kcal

SNACKS

Fett   Eiweiß   Kohlenhydrate   Kcal

WASSER

☐ ☐ ☐ ☐ ☐ ☐ ☐ ☐

NOTIZEN

BEWERTUNG

☆ ☆ ☆ ☆ ☆

WOCHE 7

Datum _________________ **Uhrzeit** _______ **bis** _______

(Mo)(Di)(Mi)(Do)(Fr)(Sa)(So)   Motivation [| | |]

KRAFTTRAINING

Übung	Satz 1	Satz 2	Satz 3	Satz 4	Satz 5

AUSDAUERTRAINING

FRÜHSTÜCK

Fett   Eiweiß   Kohlenhydrate   Kcal

MITTAGESSEN

Fett   Eiweiß   Kohlenhydrate   Kcal

ABENDESSEN

Fett   Eiweiß   Kohlenhydrate   Kcal

SNACKS

Fett   Eiweiß   Kohlenhydrate   Kcal

WASSER

NOTIZEN

BEWERTUNG

☆ ☆ ☆ ☆ ☆

WOCHE 7

Datum _______________   **Uhrzeit** _______ bis _______

(Mo)(Di)(Mi)(Do)(Fr)(Sa)(So)   Motivation ▭▭▭▭

KRAFTTRAINING

Übung	Satz 1	Satz 2	Satz 3	Satz 4	Satz 5

AUSDAUERTRAINING

FRÜHSTÜCK

Fett   Eiweiß   Kohlenhydrate   Kcal

MITTAGESSEN

Fett   Eiweiß   Kohlenhydrate   Kcal

ABENDESSEN

Fett   Eiweiß   Kohlenhydrate   Kcal

SNACKS

Fett   Eiweiß   Kohlenhydrate   Kcal

WASSER

NOTIZEN

BEWERTUNG

☆ ☆ ☆ ☆ ☆

WOCHE 7

📅 Datum _________________ 🕐 Uhrzeit _______ bis _______

(Mo)(Di)(Mi)(Do)(Fr)(Sa)(So)   Motivation ⬡⬡⬡⬡

KRAFTTRAINING

Übung	Satz 1	Satz 2	Satz 3	Satz 4	Satz 5

AUSDAUERTRAINING

FRÜHSTÜCK

Fett   Eiweiß   Kohlenhydrate   Kcal

MITTAGESSEN

Fett   Eiweiß   Kohlenhydrate   Kcal

ABENDESSEN

Fett   Eiweiß   Kohlenhydrate   Kcal

SNACKS

Fett   Eiweiß   Kohlenhydrate   Kcal

WASSER

▭ ▭ ▭ ▭ ▭ ▭ ▭ ▭ ▭

NOTIZEN

BEWERTUNG

☆ ☆ ☆ ☆ ☆

WOCHE 7

📅 Datum _________________ 🕐 Uhrzeit _______ bis _______

(Mo) (Di) (Mi) (Do) (Fr) (Sa) (So) Motivation ☐☐☐☐

KRAFTTRAINING

Übung	Satz 1	Satz 2	Satz 3	Satz 4	Satz 5

AUSDAUERTRAINING

FRÜHSTÜCK

Fett | Eiweiß | Kohlenhydrate | Kcal

MITTAGESSEN

Fett | Eiweiß | Kohlenhydrate | Kcal

ABENDESSEN

Fett | Eiweiß | Kohlenhydrate | Kcal

SNACKS

Fett | Eiweiß | Kohlenhydrate | Kcal

WASSER

☐☐☐☐☐☐☐☐

NOTIZEN

BEWERTUNG

☆☆☆☆☆

NOTIZEN

WOCHE 8

Datum _________________ **Uhrzeit** _______ **bis** _______

(Mo) (Di) (Mi) (Do) (Fr) (Sa) (So)   **Motivation**

KRAFTTRAINING

Übung	Satz 1	Satz 2	Satz 3	Satz 4	Satz 5

AUSDAUERTRAINING

FRÜHSTÜCK

Fett — Eiweiß — Kohlenhydrate — Kcal

MITTAGESSEN

Fett — Eiweiß — Kohlenhydrate — Kcal

ABENDESSEN

Fett — Eiweiß — Kohlenhydrate — Kcal

SNACKS

Fett — Eiweiß — Kohlenhydrate — Kcal

WASSER

NOTIZEN

BEWERTUNG
☆ ☆ ☆ ☆ ☆

WOCHE 8

Datum _______________ **Uhrzeit** _______ bis _______

(Mo) (Di) (Mi) (Do) (Fr) (Sa) (So)   Motivation [| | |]

KRAFTTRAINING

Übung	Satz 1	Satz 2	Satz 3	Satz 4	Satz 5

AUSDAUERTRAINING

FRÜHSTÜCK

Fett　　Eiweiß　　Kohlenhydrate　　Kcal

MITTAGESSEN

Fett　　Eiweiß　　Kohlenhydrate　　Kcal

ABENDESSEN

Fett　　Eiweiß　　Kohlenhydrate　　Kcal

SNACKS

Fett　　Eiweiß　　Kohlenhydrate　　Kcal

WASSER

NOTIZEN

BEWERTUNG

☆ ☆ ☆ ☆ ☆

WOCHE 8

Datum _________________ Uhrzeit______ bis______

(Mo) (Di) (Mi) (Do) (Fr) (Sa) (So)   Motivation [| | |]

KRAFTTRAINING

Übung	Satz 1	Satz 2	Satz 3	Satz 4	Satz 5

AUSDAUERTRAINING

FRÜHSTÜCK

Fett   Eiweiß   Kohlenhydrate   Kcal

MITTAGESSEN

Fett   Eiweiß   Kohlenhydrate   Kcal

ABENDESSEN

Fett   Eiweiß   Kohlenhydrate   Kcal

SNACKS

Fett   Eiweiß   Kohlenhydrate   Kcal

WASSER

☐ ☐ ☐ ☐ ☐ ☐ ☐ ☐ ☐

NOTIZEN

BEWERTUNG

☆ ☆ ☆ ☆ ☆

WOCHE 8

Datum _______________ **Uhrzeit** _______ **bis** _______

(Mo)(Di)(Mi)(Do)(Fr)(Sa)(So)   Motivation ▭▭▭▭

KRAFTTRAINING

Übung	Satz 1	Satz 2	Satz 3	Satz 4	Satz 5

AUSDAUERTRAINING

FRÜHSTÜCK

Fett   Eiweiß   Kohlenhydrate   Kcal

MITTAGESSEN

Fett   Eiweiß   Kohlenhydrate   Kcal

ABENDESSEN

Fett   Eiweiß   Kohlenhydrate   Kcal

SNACKS

Fett   Eiweiß   Kohlenhydrate   Kcal

WASSER

▯ ▯ ▯ ▯ ▯ ▯ ▯ ▯ ▯ ▯

NOTIZEN

BEWERTUNG

☆ ☆ ☆ ☆ ☆

WOCHE 8

Datum _________________ **Uhrzeit** _______ bis _______

(Mo) (Di) (Mi) (Do) (Fr) (Sa) (So)   Motivation [| | |]

KRAFTTRAINING

Übung	Satz 1	Satz 2	Satz 3	Satz 4	Satz 5

AUSDAUERTRAINING

FRÜHSTÜCK

Fett   Eiweiß   Kohlenhydrate   Kcal

MITTAGESSEN

Fett   Eiweiß   Kohlenhydrate   Kcal

ABENDESSEN

Fett   Eiweiß   Kohlenhydrate   Kcal

SNACKS

Fett   Eiweiß   Kohlenhydrate   Kcal

WASSER

☐ ☐ ☐ ☐ ☐ ☐ ☐ ☐ ☐

NOTIZEN

BEWERTUNG

☆ ☆ ☆ ☆ ☆

WOCHE 8

📅 Datum _________________ 🕐 Uhrzeit _______ bis _______

(Mo) (Di) (Mi) (Do) (Fr) (Sa) (So)   Motivation ⬭

— KRAFTTRAINING —

Übung	Satz 1	Satz 2	Satz 3	Satz 4	Satz 5

— AUSDAUERTRAINING —

┌ FRÜHSTÜCK ┐

Fett   Eiweiß   Kohlenhydrate   Kcal

┌ MITTAGESSEN ┐

Fett   Eiweiß   Kohlenhydrate   Kcal

┌ ABENDESSEN ┐

Fett   Eiweiß   Kohlenhydrate   Kcal

┌ SNACKS ┐

Fett   Eiweiß   Kohlenhydrate   Kcal

WASSER

▽ ▽ ▽ ▽ ▽ ▽ ▽ ▽ ▽

┌ NOTIZEN ┐

BEWERTUNG

☆ ☆ ☆ ☆ ☆

WOCHE 8

Datum _______________ Uhrzeit _______ bis _______

(Mo) (Di) (Mi) (Do) (Fr) (Sa) (So)   Motivation [| | |]

KRAFTTRAINING

Übung	Satz 1	Satz 2	Satz 3	Satz 4	Satz 5

AUSDAUERTRAINING

FRÜHSTÜCK

Fett   Eiweiß   Kohlenhydrate   Kcal

MITTAGESSEN

Fett   Eiweiß   Kohlenhydrate   Kcal

ABENDESSEN

Fett   Eiweiß   Kohlenhydrate   Kcal

SNACKS

Fett   Eiweiß   Kohlenhydrate   Kcal

WASSER

☐ ☐ ☐ ☐ ☐ ☐ ☐ ☐ ☐ ☐

NOTIZEN

BEWERTUNG

☆ ☆ ☆ ☆ ☆

NOTIZEN

WOCHE 9

📅 Datum _______________ 🕐 Uhrzeit_______ bis_______

(Mo) (Di) (Mi) (Do) (Fr) (Sa) (So)   Motivation ⬜⬜⬜⬜

KRAFTTRAINING

Übung	Satz 1	Satz 2	Satz 3	Satz 4	Satz 5

AUSDAUERTRAINING

FRÜHSTÜCK

Fett   Eiweiß   Kohlenhydrate   Kcal

MITTAGESSEN

Fett   Eiweiß   Kohlenhydrate   Kcal

ABENDESSEN

Fett   Eiweiß   Kohlenhydrate   Kcal

SNACKS

Fett   Eiweiß   Kohlenhydrate   Kcal

WASSER

⬜⬜⬜⬜⬜⬜⬜⬜⬜

NOTIZEN

BEWERTUNG

☆☆☆☆☆

WOCHE 9

📅 Datum _________________ 🕐 Uhrzeit _______ bis _______

(Mo) (Di) (Mi) (Do) (Fr) (Sa) (So)   Motivation ⬚⬚⬚⬚

KRAFTTRAINING

Übung	Satz 1	Satz 2	Satz 3	Satz 4	Satz 5

AUSDAUERTRAINING

FRÜHSTÜCK

Fett   Eiweiß   Kohlenhydrate   Kcal

MITTAGESSEN

Fett   Eiweiß   Kohlenhydrate   Kcal

ABENDESSEN

Fett   Eiweiß   Kohlenhydrate   Kcal

SNACKS

Fett   Eiweiß   Kohlenhydrate   Kcal

WASSER

▽ ▽ ▽ ▽ ▽ ▽ ▽ ▽ ▽

NOTIZEN

BEWERTUNG

☆ ☆ ☆ ☆ ☆

WOCHE 9

Datum _____________ **Uhrzeit** _______ **bis** _______

(Mo) (Di) (Mi) (Do) (Fr) (Sa) (So)   Motivation ▢▢▢▢

KRAFTTRAINING

Übung	Satz 1	Satz 2	Satz 3	Satz 4	Satz 5

AUSDAUERTRAINING

FRÜHSTÜCK

Fett   Eiweiß   Kohlenhydrate   Kcal

MITTAGESSEN

Fett   Eiweiß   Kohlenhydrate   Kcal

ABENDESSEN

Fett   Eiweiß   Kohlenhydrate   Kcal

SNACKS

Fett   Eiweiß   Kohlenhydrate   Kcal

WASSER

▢ ▢ ▢ ▢ ▢ ▢ ▢ ▢ ▢ ▢

NOTIZEN

BEWERTUNG

☆ ☆ ☆ ☆ ☆

WOCHE 9

Datum _______________ **Uhrzeit** _______ **bis** _______

(Mo) (Di) (Mi) (Do) (Fr) (Sa) (So)   Motivation

KRAFTTRAINING

Übung	Satz 1	Satz 2	Satz 3	Satz 4	Satz 5

AUSDAUERTRAINING

FRÜHSTÜCK

Fett   Eiweiß   Kohlenhydrate   Kcal

MITTAGESSEN

Fett   Eiweiß   Kohlenhydrate   Kcal

ABENDESSEN

Fett   Eiweiß   Kohlenhydrate   Kcal

SNACKS

Fett   Eiweiß   Kohlenhydrate   Kcal

WASSER

NOTIZEN

BEWERTUNG

WOCHE 9

📅 Datum ________________ 🕐 Uhrzeit ______ bis ______

(Mo) (Di) (Mi) (Do) (Fr) (Sa) (So)　　Motivation ▭▭▭▭

KRAFTTRAINING

Übung	Satz 1	Satz 2	Satz 3	Satz 4	Satz 5

AUSDAUERTRAINING

FRÜHSTÜCK

Fett　　Eiweiß　　Kohlenhydrate　　Kcal

MITTAGESSEN

Fett　　Eiweiß　　Kohlenhydrate　　Kcal

ABENDESSEN

Fett　　Eiweiß　　Kohlenhydrate　　Kcal

SNACKS

Fett　　Eiweiß　　Kohlenhydrate　　Kcal

WASSER

▯ ▯ ▯ ▯ ▯ ▯ ▯ ▯ ▯

NOTIZEN

BEWERTUNG

☆ ☆ ☆ ☆ ☆

WOCHE 9

📅 Datum ________________ 🕐 Uhrzeit______ bis______

(Mo) (Di) (Mi) (Do) (Fr) (Sa) (So)   Motivation ▭▭▭▭

KRAFTTRAINING

Übung	Satz 1	Satz 2	Satz 3	Satz 4	Satz 5

AUSDAUERTRAINING

FRÜHSTÜCK

Fett   Eiweiß   Kohlenhydrate   Kcal

MITTAGESSEN

Fett   Eiweiß   Kohlenhydrate   Kcal

ABENDESSEN

Fett   Eiweiß   Kohlenhydrate   Kcal

SNACKS

Fett   Eiweiß   Kohlenhydrate   Kcal

WASSER

▯ ▯ ▯ ▯ ▯ ▯ ▯ ▯ ▯

NOTIZEN

BEWERTUNG

☆ ☆ ☆ ☆ ☆

WOCHE 9

📅 Datum ________________ 🕐 Uhrzeit______ bis______

(Mo) (Di) (Mi) (Do) (Fr) (Sa) (So)   Motivation ⬜⬜⬜⬜

KRAFTTRAINING

Übung	Satz 1	Satz 2	Satz 3	Satz 4	Satz 5

AUSDAUERTRAINING

FRÜHSTÜCK

Fett   Eiweiß   Kohlenhydrate   Kcal

MITTAGESSEN

Fett   Eiweiß   Kohlenhydrate   Kcal

ABENDESSEN

Fett   Eiweiß   Kohlenhydrate   Kcal

SNACKS

Fett   Eiweiß   Kohlenhydrate   Kcal

WASSER

⬜⬜⬜⬜⬜⬜⬜⬜⬜⬜

NOTIZEN

BEWERTUNG

☆ ☆ ☆ ☆ ☆

NOTIZEN

WOCHE 10

Datum _______________ **Uhrzeit** _______ bis _______

(Mo) (Di) (Mi) (Do) (Fr) (Sa) (So)   **Motivation** [| | |]

KRAFTTRAINING

Übung	Satz 1	Satz 2	Satz 3	Satz 4	Satz 5

AUSDAUERTRAINING

FRÜHSTÜCK

Fett   Eiweiß   Kohlenhydrate   Kcal

MITTAGESSEN

Fett   Eiweiß   Kohlenhydrate   Kcal

ABENDESSEN

Fett   Eiweiß   Kohlenhydrate   Kcal

SNACKS

Fett   Eiweiß   Kohlenhydrate   Kcal

WASSER

NOTIZEN

BEWERTUNG

☆ ☆ ☆ ☆ ☆

WOCHE 10

Datum _______________ Uhrzeit _______ bis _______

Mo Di Mi Do Fr Sa So   Motivation

KRAFTTRAINING

Übung	Satz 1	Satz 2	Satz 3	Satz 4	Satz 5

AUSDAUERTRAINING

FRÜHSTÜCK

Fett   Eiweiß   Kohlenhydrate   Kcal

MITTAGESSEN

Fett   Eiweiß   Kohlenhydrate   Kcal

ABENDESSEN

Fett   Eiweiß   Kohlenhydrate   Kcal

SNACKS

Fett   Eiweiß   Kohlenhydrate   Kcal

WASSER

NOTIZEN

BEWERTUNG

WOCHE 10

Datum _______________ **Uhrzeit** _______ bis _______

(Mo) (Di) (Mi) (Do) (Fr) (Sa) (So)   Motivation ▯▯▯

KRAFTTRAINING

Übung	Satz 1	Satz 2	Satz 3	Satz 4	Satz 5

AUSDAUERTRAINING

FRÜHSTÜCK

Fett   Eiweiß   Kohlenhydrate   Kcal

MITTAGESSEN

Fett   Eiweiß   Kohlenhydrate   Kcal

ABENDESSEN

Fett   Eiweiß   Kohlenhydrate   Kcal

SNACKS

Fett   Eiweiß   Kohlenhydrate   Kcal

WASSER

▯ ▯ ▯ ▯ ▯ ▯ ▯ ▯ ▯

NOTIZEN

BEWERTUNG

☆ ☆ ☆ ☆ ☆

WOCHE 10

📅 Datum _______________________ 🕐 Uhrzeit_______ bis_______

(Mo) (Di) (Mi) (Do) (Fr) (Sa) (So)   Motivation ⬭⬭⬭⬭

KRAFTTRAINING

Übung	Satz 1	Satz 2	Satz 3	Satz 4	Satz 5

AUSDAUERTRAINING

FRÜHSTÜCK

Fett   Eiweiß   Kohlenhydrate   Kcal

MITTAGESSEN

Fett   Eiweiß   Kohlenhydrate   Kcal

ABENDESSEN

Fett   Eiweiß   Kohlenhydrate   Kcal

SNACKS

Fett   Eiweiß   Kohlenhydrate   Kcal

WASSER

▽ ▽ ▽ ▽ ▽ ▽ ▽ ▽ ▽

NOTIZEN

BEWERTUNG

☆ ☆ ☆ ☆ ☆

WOCHE 10

Datum _________________ **Uhrzeit** _______ bis _______

(Mo)(Di)(Mi)(Do)(Fr)(Sa)(So)   **Motivation** [| | |]

KRAFTTRAINING

Übung	Satz 1	Satz 2	Satz 3	Satz 4	Satz 5

AUSDAUERTRAINING

FRÜHSTÜCK

Fett   Eiweiß   Kohlenhydrate   Kcal

MITTAGESSEN

Fett   Eiweiß   Kohlenhydrate   Kcal

ABENDESSEN

Fett   Eiweiß   Kohlenhydrate   Kcal

SNACKS

Fett   Eiweiß   Kohlenhydrate   Kcal

WASSER

NOTIZEN

BEWERTUNG

☆ ☆ ☆ ☆ ☆

WOCHE 10

Datum _______________ **Uhrzeit** _______ bis _______

(Mo)(Di)(Mi)(Do)(Fr)(Sa)(So)   Motivation

KRAFTTRAINING

Übung	Satz 1	Satz 2	Satz 3	Satz 4	Satz 5

AUSDAUERTRAINING

FRÜHSTÜCK

Fett   Eiweiß   Kohlenhydrate   Kcal

MITTAGESSEN

Fett   Eiweiß   Kohlenhydrate   Kcal

ABENDESSEN

Fett   Eiweiß   Kohlenhydrate   Kcal

SNACKS

Fett   Eiweiß   Kohlenhydrate   Kcal

WASSER

NOTIZEN

BEWERTUNG
☆ ☆ ☆ ☆ ☆

WOCHE 10

Datum _________________ Uhrzeit _______ bis _______

(Mo)(Di)(Mi)(Do)(Fr)(Sa)(So)   Motivation ⬚⬚⬚

KRAFTTRAINING

Übung	Satz 1	Satz 2	Satz 3	Satz 4	Satz 5

AUSDAUERTRAINING

FRÜHSTÜCK

Fett   Eiweiß   Kohlenhydrate   Kcal

MITTAGESSEN

Fett   Eiweiß   Kohlenhydrate   Kcal

ABENDESSEN

Fett   Eiweiß   Kohlenhydrate   Kcal

SNACKS

Fett   Eiweiß   Kohlenhydrate   Kcal

WASSER

NOTIZEN

BEWERTUNG

☆ ☆ ☆ ☆ ☆

NOTIZEN

WOCHE 11

📅 Datum _________________ 🕐 Uhrzeit _______ bis _______

(Mo) (Di) (Mi) (Do) (Fr) (Sa) (So)   Motivation ▭▭▭▭

KRAFTTRAINING

Übung	Satz 1	Satz 2	Satz 3	Satz 4	Satz 5

AUSDAUERTRAINING

FRÜHSTÜCK

Fett   Eiweiß   Kohlenhydrate   Kcal

MITTAGESSEN

Fett   Eiweiß   Kohlenhydrate   Kcal

ABENDESSEN

Fett   Eiweiß   Kohlenhydrate   Kcal

SNACKS

Fett   Eiweiß   Kohlenhydrate   Kcal

WASSER

▭ ▭ ▭ ▭ ▭ ▭ ▭ ▭ ▭ ▭

NOTIZEN

BEWERTUNG

☆ ☆ ☆ ☆ ☆

WOCHE 11

📅 Datum _______________   🕐 Uhrzeit________ bis____

(Mo)(Di)(Mi)(Do)(Fr)(Sa)(So)   Motivation ⬡⬡⬡⬡

KRAFTTRAINING

Übung	Satz 1	Satz 2	Satz 3	Satz 4	Satz 5

AUSDAUERTRAINING

FRÜHSTÜCK
Fett   Eiweiß   Kohlenhydrate   Kcal

MITTAGESSEN
Fett   Eiweiß   Kohlenhydrate   Kcal

ABENDESSEN
Fett   Eiweiß   Kohlenhydrate   Kcal

SNACKS
Fett   Eiweiß   Kohlenhydrate   Kcal

WASSER

NOTIZEN

BEWERTUNG
☆☆☆☆☆

WOCHE 11

Datum _______________ **Uhrzeit** _______ bis _______

(Mo) (Di) (Mi) (Do) (Fr) (Sa) (So)   **Motivation**

KRAFTTRAINING

Übung	Satz 1	Satz 2	Satz 3	Satz 4	Satz 5

AUSDAUERTRAINING

FRÜHSTÜCK

Fett   Eiweiß   Kohlenhydrate   Kcal

MITTAGESSEN

Fett   Eiweiß   Kohlenhydrate   Kcal

ABENDESSEN

Fett   Eiweiß   Kohlenhydrate   Kcal

SNACKS

Fett   Eiweiß   Kohlenhydrate   Kcal

WASSER

NOTIZEN

BEWERTUNG

☆ ☆ ☆ ☆ ☆

WOCHE 11

Datum _________________ **Uhrzeit** _______ bis _______

(Mo)(Di)(Mi)(Do)(Fr)(Sa)(So)   Motivation [| | |]

KRAFTTRAINING

Übung	Satz 1	Satz 2	Satz 3	Satz 4	Satz 5

AUSDAUERTRAINING

FRÜHSTÜCK

Fett   Eiweiß   Kohlenhydrate   Kcal

MITTAGESSEN

Fett   Eiweiß   Kohlenhydrate   Kcal

ABENDESSEN

Fett   Eiweiß   Kohlenhydrate   Kcal

SNACKS

Fett   Eiweiß   Kohlenhydrate   Kcal

WASSER

NOTIZEN

BEWERTUNG
☆ ☆ ☆ ☆ ☆

WOCHE 11

Datum _______________ **Uhrzeit** _______ **bis** _______

(Mo) (Di) (Mi) (Do) (Fr) (Sa) (So)   **Motivation** [　|　|　]

KRAFTTRAINING

Übung	Satz 1	Satz 2	Satz 3	Satz 4	Satz 5

AUSDAUERTRAINING

FRÜHSTÜCK

Fett　Eiweiß　Kohlenhydrate　Kcal

MITTAGESSEN

Fett　Eiweiß　Kohlenhydrate　Kcal

ABENDESSEN

Fett　Eiweiß　Kohlenhydrate　Kcal

SNACKS

Fett　Eiweiß　Kohlenhydrate　Kcal

WASSER

NOTIZEN

BEWERTUNG

☆ ☆ ☆ ☆ ☆

WOCHE 11

📅 Datum _______________ 🕐 Uhrzeit_______ bis_______

(Mo) (Di) (Mi) (Do) (Fr) (Sa) (So)   Motivation ▭▭▭▭

KRAFTTRAINING

Übung	Satz 1	Satz 2	Satz 3	Satz 4	Satz 5

AUSDAUERTRAINING

FRÜHSTÜCK

Fett   Eiweiß   Kohlenhydrate   Kcal

MITTAGESSEN

Fett   Eiweiß   Kohlenhydrate   Kcal

ABENDESSEN

Fett   Eiweiß   Kohlenhydrate   Kcal

SNACKS

Fett   Eiweiß   Kohlenhydrate   Kcal

WASSER

▯ ▯ ▯ ▯ ▯ ▯ ▯ ▯ ▯

NOTIZEN

BEWERTUNG

☆ ☆ ☆ ☆ ☆

WOCHE 11

📅 Datum _________________ 🕐 Uhrzeit________ bis________

(Mo) (Di) (Mi) (Do) (Fr) (Sa) (So)   Motivation ▭▭▭▭

KRAFTTRAINING

Übung	Satz 1	Satz 2	Satz 3	Satz 4	Satz 5

AUSDAUERTRAINING

FRÜHSTÜCK

Fett   Eiweiß   Kohlenhydrate   Kcal

MITTAGESSEN

Fett   Eiweiß   Kohlenhydrate   Kcal

ABENDESSEN

Fett   Eiweiß   Kohlenhydrate   Kcal

SNACKS

Fett   Eiweiß   Kohlenhydrate   Kcal

WASSER

NOTIZEN

BEWERTUNG

☆☆☆☆☆

NOTIZEN

WOCHE 12

Datum _______________ **Uhrzeit** _______ **bis** _______

(Mo) (Di) (Mi) (Do) (Fr) (Sa) (So)   **Motivation** [| | |]

KRAFTTRAINING

Übung	Satz 1	Satz 2	Satz 3	Satz 4	Satz 5

AUSDAUERTRAINING

FRÜHSTÜCK

Fett · Eiweiß · Kohlenhydrate · Kcal

MITTAGESSEN

Fett · Eiweiß · Kohlenhydrate · Kcal

ABENDESSEN

Fett · Eiweiß · Kohlenhydrate · Kcal

SNACKS

Fett · Eiweiß · Kohlenhydrate · Kcal

WASSER

NOTIZEN

BEWERTUNG

☆ ☆ ☆ ☆ ☆

WOCHE 12

Datum __________________ 🕐 **Uhrzeit** _______ bis _______

(Mo) (Di) (Mi) (Do) (Fr) (Sa) (So)   **Motivation** [| | |]

KRAFTTRAINING

Übung	Satz 1	Satz 2	Satz 3	Satz 4	Satz 5

AUSDAUERTRAINING

FRÜHSTÜCK

Fett   Eiweiß   Kohlenhydrate   Kcal

MITTAGESSEN

Fett   Eiweiß   Kohlenhydrate   Kcal

ABENDESSEN

Fett   Eiweiß   Kohlenhydrate   Kcal

SNACKS

Fett   Eiweiß   Kohlenhydrate   Kcal

WASSER

▯ ▯ ▯ ▯ ▯ ▯ ▯ ▯ ▯

NOTIZEN

BEWERTUNG

☆ ☆ ☆ ☆ ☆

WOCHE 12

Datum _______________ **Uhrzeit** _______ bis _______

(Mo)(Di)(Mi)(Do)(Fr)(Sa)(So)   Motivation [| | |]

KRAFTTRAINING

Übung	Satz 1	Satz 2	Satz 3	Satz 4	Satz 5

AUSDAUERTRAINING

FRÜHSTÜCK

Fett   Eiweiß   Kohlenhydrate   Kcal

MITTAGESSEN

Fett   Eiweiß   Kohlenhydrate   Kcal

ABENDESSEN

Fett   Eiweiß   Kohlenhydrate   Kcal

SNACKS

Fett   Eiweiß   Kohlenhydrate   Kcal

WASSER

NOTIZEN

BEWERTUNG

☆ ☆ ☆ ☆ ☆

WOCHE 12

📅 Datum _______________ 🕐 Uhrzeit _______ bis _______

(Mo) (Di) (Mi) (Do) (Fr) (Sa) (So)   Motivation ⬜⬜⬜

KRAFTTRAINING

Übung	Satz 1	Satz 2	Satz 3	Satz 4	Satz 5

AUSDAUERTRAINING

FRÜHSTÜCK

Fett   Eiweiß   Kohlenhydrate   Kcal

MITTAGESSEN

Fett   Eiweiß   Kohlenhydrate   Kcal

ABENDESSEN

Fett   Eiweiß   Kohlenhydrate   Kcal

SNACKS

Fett   Eiweiß   Kohlenhydrate   Kcal

WASSER

⬜⬜⬜⬜⬜⬜⬜⬜⬜⬜

NOTIZEN

BEWERTUNG

☆☆☆☆☆

WOCHE 12

Datum ________________ **Uhrzeit** ______ bis ______

(Mo) (Di) (Mi) (Do) (Fr) (Sa) (So)   Motivation

KRAFTTRAINING

Übung	Satz 1	Satz 2	Satz 3	Satz 4	Satz 5

AUSDAUERTRAINING

FRÜHSTÜCK

Fett Eiweiß Kohlenhydrate Kcal

MITTAGESSEN

Fett Eiweiß Kohlenhydrate Kcal

ABENDESSEN

Fett Eiweiß Kohlenhydrate Kcal

SNACKS

Fett Eiweiß Kohlenhydrate Kcal

WASSER

NOTIZEN

BEWERTUNG

WOCHE 12

📅 Datum ________________ 🕐 Uhrzeit ______ bis ______

(Mo)(Di)(Mi)(Do)(Fr)(Sa)(So)   Motivation ▭▭▭▭

KRAFTTRAINING

Übung	Satz 1	Satz 2	Satz 3	Satz 4	Satz 5

AUSDAUERTRAINING

FRÜHSTÜCK

Fett   Eiweiß   Kohlenhydrate   Kcal

MITTAGESSEN

Fett   Eiweiß   Kohlenhydrate   Kcal

ABENDESSEN

Fett   Eiweiß   Kohlenhydrate   Kcal

SNACKS

Fett   Eiweiß   Kohlenhydrate   Kcal

WASSER

▯ ▯ ▯ ▯ ▯ ▯ ▯ ▯ ▯ ▯

NOTIZEN

BEWERTUNG

☆ ☆ ☆ ☆ ☆

WOCHE 12

Datum _______________ **Uhrzeit** _______ bis _______

(Mo) (Di) (Mi) (Do) (Fr) (Sa) (So)   Motivation [| | |]

KRAFTTRAINING

Übung	Satz 1	Satz 2	Satz 3	Satz 4	Satz 5

AUSDAUERTRAINING

FRÜHSTÜCK

Fett　　Eiweiß　　Kohlenhydrate　　Kcal

MITTAGESSEN

Fett　　Eiweiß　　Kohlenhydrate　　Kcal

ABENDESSEN

Fett　　Eiweiß　　Kohlenhydrate　　Kcal

SNACKS

Fett　　Eiweiß　　Kohlenhydrate　　Kcal

WASSER

NOTIZEN

BEWERTUNG

☆ ☆ ☆ ☆ ☆

NOTIZEN

NOTIZEN

NOTIZEN

Impressum / Cover Gestaltung

Yvonne Lamboy

An het Hagelkruys 17

47608 Geldern

Deutschland